国家973重点基础研究发展计划资助（2007CB512704）

国家中医药管理局农村与社区适宜技术推广项目

王文远平衡针治疗颈肩腰腿痛

（第二版）

王文远 著

中国中医药出版社
·北京·

图书在版编目（CIP）数据

王文远平衡针治疗颈肩腰腿痛/王文远著．—2 版．—北京：

中国中医药出版社，2017.1（2024.10重印）

ISBN 978-7-5132-3835-9

Ⅰ．①王…　Ⅱ．①王…　Ⅲ．①颈肩痛—针灸疗法②腰腿痛—针灸疗法

Ⅳ．①R246.2

中国版本图书馆 CIP 数据核字（2016）第 282105 号

中国中医药出版社出版

北京经济技术开发区科创十三街 31 号院二区 8 号楼
邮政编码　100176
传真　010 64405721
廊坊市佳艺印务有限公司印刷
各地新华书店经销

开本 787×1092　1/16　印张 12.25　字数 194 千字
2017 年 1 月第 2 版　2024 年 10 月第 6 次印刷
书　号　ISBN 978-7-5132-3835-9

定价　138.00 元
网址　www.cptcm.com

服 务 热 线　010-64405510
购 书 热 线　010-89535836
维 权 打 假　010-64405753

微信服务号　zgzyycbs
微商城网址　https：//kdt.im/LIdUGr
官 方 微 博　http：//e.weibo.com/cptcm
天猫旗舰店网址　https：//zgzyycbs.tmall.com

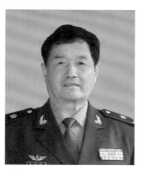

王文远及平衡针简介

"平衡是人体健康的基础，失衡是疾病形成的诱因，修衡是通过针刺外周神经靶点，复衡是在中枢神经靶位调控下，达到机体新的平衡。" 这就是北京军区总医院专家组专家王文远教授经过 40 余年潜心研究，上万次针感体验，提出的平衡针灸学的核心理论。

王文远，男，汉族，1945 年 3 月出生于山东临沂市。主任医师。1961 年师承于鲁南名医刘春启。荣立二等功 2 次。为全军中医药工作先进个人，北京军区文职干部标兵，育才有功专家，优秀共产党员，科技先进个人，中华中医药学会中医药传承先进个人，北京市精神文明奖章获得者。享受国务院特殊津贴。王文远教授兼任中国针灸学会理事，中华中医药学会民间传统诊疗技术与验方分会副主任委员，中国老年学学会平衡针灸学委员会主任委员，全军中医药学会常务理事兼针灸专业委员会副主任委员，北京中医药大学教授，钓鱼台养生保健中心特聘专家。

先后开展新技术 500 余项，获得军地科技进步奖 18 项，全国 4000 多家医院的临床推广，治疗国内外病人 60 余万，所治病症包括肩周炎、颈椎病、腰椎间盘突出、骨性膝关节炎、肋间神经痛、带状疱疹后遗症、面神经麻痹、偏头痛、三叉神经痛、痛风、帕金森病、莱姆病、顽固性失眠、慢性前列腺炎、过敏性疾病、神经性耳鸣、高血压、高血脂、高血糖、冠心病、脑血管病后遗症等 800

余种。平衡针弟子分布于 30 多个国家和地区。创办了《中国平衡针灸平衡医学杂志》和平衡针灸网站，成功召开了 7 届全国与国际平衡针灸平衡医学学术会议。

平衡针灸跨越了 2500 多年的传统经络体系，直接进入现代中枢神经体系，提出了特异性、交叉性、对应性的取穴原则。发明了位于外周的神经靶点（如降压穴、降脂穴、降糖穴、肩痛穴、颈痛穴、腰痛穴、心痛穴、肝病穴等 38 个平衡穴位），在大脑中枢靶位调控下，使机体达到新的平衡。在平衡针灸学的基础上又推出了平衡心理学、平衡保健学、平衡推拿学、平衡火罐学、平衡药物学、平衡膳食学等平衡医学系列。

1995 年 12 月经中国人民解放军总后勤部卫生部批准在 292 医院成立"全军平衡针灸治疗培训中心"。2002 年 10 月被评为国家中医药管理局重点针灸专科。平衡针灸技术 2001 年中标国家中医药管理局"十五"中医药标准化招标课题；2005 年被评为卫生部十年百项农村与基层适宜技术推广项目，被国家中医药管理局列为中医药科技成果推广项目；2006 年被列为钓鱼台国宾馆养生保健中心保健项目，被评为国家中医药管理局第一批向全国农村与社区适宜技术推广项目，并被列为北京军区"十一五"部队训练伤招标课题；2007 年中标国家"973"计划中医理论基础研究项目招标课题，被列为"十一五"民政部老年学研究招标课题；2008 年中标民政部老年医学研究招标课题；2009 年中标国家中医药管理局招标课题。

平衡针灸网站：www.pinghengzhenjiu.com

科学技术部文件

国科发基字〔2007〕414号

关于国家重点基础研究发展计划
2007年项目立项的通知

各有关单位：

国家重点基础研究发展计划（973计划）2007年度申报项目评审工件已经结束，为落实《国家中长期科学和技术发展规划纲要（2006-2020 年）》的部署。加强面向国家战略需求的基础研究,根据我国经济、社会和科技发展的需求和专家评审结果，经研究决定，批准"植物生殖发育与育性的分子基础及其在农业中的应用"等73个项目立项（项目清单见附件）。

请有关单位按要求编制项目计划任务书和课题预算申报书报我部审批，并认真做好项目组织实施的相关工作。

特此通知。

附件：973计划2007年立项项目清单

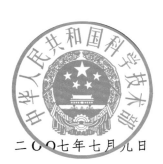

二〇〇七年七月九日

※ 基于中医特色疗法的理论基础研究（2007CB512700）

课题编号	课题名称	课题负责人	课题承担单位	课题依托部门
2007CB512704	平衡针灸治疗颈肩腰腿痛的基础研究	王文远	北京中医药大学 北京军区总医院	国家中医药管理局

中华人民共和国卫生部
通　　告

卫通〔2005〕14 号

根据《卫生部关于开展第二轮面向农村和基层推广适宜技术十年百项计划的通知》(卫科教发〔2001〕193号)精神，我部组织专家对各省、自治区、直辖市卫生厅局，部直属单位，相关学、协会推荐的推广项目进行了论证,确定了天津市中心妇产科医院的"适时分娩技术"等 11 项技术作为卫生部第二轮面向农村和基层推广适宜技术十年百项计划的第五批项目，现将项目目录予以通告。

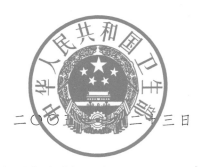

二〇〇五年十二月二十三日

附件：

卫生部第二轮面向农村和基层
推广适宜技术十年百项计划第五批项目目录

序号	项目名称	申报单位	项目发明人	项目单位	推荐单位
8	平衡针灸治疗颈肩腰腿痛	中国医师协会事业发展部	王文远	北京军区总医院分院	中国医师协会

国家中医药管理局

通　告

国中医药通〔2006〕1号

　　为进一步发挥中医特色优势，使简便实用的中医诊疗技术更大范围地服务于临床，根据《国家中医药管理局关于实施中医临床适宜技术推广计划的通知》（国中医药函〔2006〕58号）精神，我局组织专家从"中医临床诊疗技术整理与研究专项"通过鉴定的项目中，筛选出农村适宜技术35项，社区适宜技术38项，需要特定医疗条件的适宜技术15项，作为国家中医药管理局第一批中医临床适宜技术推广计划项目。现将项目目录予以通告

二〇〇六年五月十一日

　　附件：　**国家中医药管理局第一批中医临床适宜技术推广项目标**

一、农村适宜技术

序号	技术名称	研究单位	技术发明人	推荐单位
1	平衡针灸针刺肩痛穴治疗肩痛技术	北京军区总医院全军平衡针灸治疗中心	王文远	解放军总后勤部卫生部

二、社区适宜技术

序号	技术名称	研究单位	技术发明人	推荐单位
1	平衡针灸针刺肩痛穴治疗肩痛技术	北京军区总医院全军平衡针灸治疗中心	王文远	解放军总后勤部卫生部

国家中医药管理局办公室文件

国中医药办发〔2005〕30号

国家中医药管理局办公室关于印发 2005 年度中医药科技成果推广项目的通知

各省、自治区、直辖市卫生厅局、中医药管理局，局各直属单位：

2005 年度国家中医药管理局中医药科技成果推广项目已经专家审评和我局审核批准，现予公布（见附件）。

我局委托中国中医药科技开发交流中心负责中医药科技成果推广项目工作，请予支持，并按有关规定，规范运作，积极推广。

附件：2005年度国家中医药管理局中医药科技成果推广项目一览表

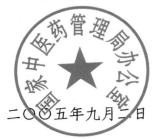

二〇〇五年九月二日

2005 年度国家中医药管理局中医药科技成果推广项目一览表

编号	项目名称	项目发明人	推荐单位
1	平衡针灸技术	王文远	北京军区总医院分院全军平衡针灸治疗培训中心

鍼灸新篇

第一屆國際平衡針灸學大會 紀念

櫻華庵

二〇二年四月朔九日

蔵展平衡鍼灸

開拓鍼灸新領域

石学敏

二〇〇一年

中医只有创新　才能促进发展

（再版代前言）

　　《王文远平衡针治疗颈肩腰腿痛》由中国中医药出版社 2010 年 10 月出版以来引起社会的广泛关注。特别是平衡针"安全、单穴、三秒见效"的技术特点和"不选择病人、病种、时间、条件"的技术优势，迎合了老百姓的健康需求。成为全军基层部队和国家卫生和计划生育委员会、国家中医药管理局农村与社区适宜技术推广项目，更加受到社区医生、家庭医生、全科医生的欢迎！

　　本书主要介绍了"国家 973 平衡针疗法颈肩腰腿痛的基础研究"重大理论成果，明确提出了大脑中枢调控理论和基因程序修复理论。通过基础研究证实，平衡针大脑中枢干预的最佳时间 45‰秒，为几千年的针灸医学提供了重大科技支撑。大量神经递质、免疫物质的释放，为临床三秒钟见效提供了物质基础。

　　按照国家中医药管理局的要求，为了便于临床医生的技术操作，顺应岗位培训中医药进社区、进农村、进家庭的价值取向，本书进一步规范了平衡针治疗颈肩腰腿痛的特定靶点的标准化、规范化。

王文远

2016 年 10 月 1 日

自　序

　　勤劳智慧的中华民族在与疾病和自然界斗争过程中，不断积累宝贵的实践经验，通过历代医学的传承，经数千年形成一门中国特有的医学模式——中医学。这是中国人发明的东方科学，也是中国人创造的世界上独一无二的人间奇迹！

　　怀着对中医的深厚感情，怀着对中医的无限热爱，怀着对中医的无私追求，怀着对中医的坚强信念，自然而然地铸造了我终生学习、终生探索、终生实践，创新于伟大的中医事业。我是中国人，我是中国的一名中医，传承中医已经成为我责无旁贷的历史责任和历史使命！我16岁开始就迈入了伟大中医的殿堂，成为新中国成立后第一批中医师带徒学生，从此我的一生便徜徉于中医传统文化的博大海洋，孜孜不倦，乐此不疲。

　　"创新中医，匹夫有责"，在这种持之以恒的信念下，从赤脚医生到军旅郎中，一直坚持在临床第一线。在军内外首长的支持下，国内外专家的帮助下，深入全军两千多个连队，治疗训练伤达10万余人，深入边疆、革命老区、农村社区义诊8万多人次，40多年门诊量突破60万人次。百年奥运，国际军演，维和部队，国庆阅兵，海峡两岸，中医中药军营行等重大活动中都有平衡针灸学科的参与。我在继承传统医学的基础上，吸收现代科学理论，终于成功地创立了平衡针灸学。从神经上发现了大脑中枢靶位调控下的位于外周神经上的38个靶点，这38个靶点可治疗机体800余种疾病。特别是用11个平衡穴位就能治疗全身所有部位的训练伤，用8个平衡穴位能治疗所有的颈肩腰腿痛，用11个平衡穴位可治疗高血压、高

< 1 >

血脂、糖尿病等多种重大疑难病。平衡针灸学的创新关键是把几千年的经络体系引进到现代神经体系，通过中枢调控，基因修复，靶点靶位三个核心理论进一步阐明了中医阴阳、脏腑、气血、经络的科学性。

平衡针灸绿色安全，简便价廉，一人一针，一穴多病，3秒钟见效（90％以上），已经形成了中医的技术特色。迎合了社会的需求，迎合了老百姓的需求。先后被列为国家973重大基础理论研究课题，国家卫生部第二批十年百项农村与社区适宜技术推广项目，国家中医药管理局第一批农村与社区适宜技术推广项目。

为了使平衡针灸技术更好地造福于广大患者，特别编写了这本《王文远平衡针治疗颈肩腰腿痛》。由于作者水平有限，时间仓促，难免有错误之处，恳请同道提出宝贵意见，以便再版时修订提高。

我相信"疗效就是中医的生命""发展才是硬道理"，随着传统文化的复兴，东方医学的崛起必将给人类带来更加迷人的春天！东方医学也必将成为21世纪国际的通用医学！

王文远

2010 年 9 月

针灸针刺是一项科学技术、通过针刺外周神经靶点去大脑中枢靶轴调控使到病变靶位新的平衡。

王文远

构建平衡针灸新学科　承载健康中国新使命

　　在国家中医药管理局的领导下，在军队各级领导的支持下，平衡针灸学科历经半个世纪临床探索，已经成为国家中医药管理局重点针灸专科、国家级农村与社区适宜技术推广项目、国家973平衡针灸重大基础理论研究项目、全军基层部队适宜技术推广项目。平衡针灸团队先后参与了抗日战争胜利70周年抗战老兵的卫勤保障任务，新中国建国50周年、60周年，百年奥运，国际军演等卫勤保障任务。深入广大农村社区、革命老区、贫困山区、边疆地区开展义务培训、巡诊、义诊、惠民活动达千万人次。传播社会正能量，为健康中国做出积极贡献！下面就将平衡针灸创新学科的时代特征、未来发展的战略思维报告如下：

　　一、平衡针灸创新学科赋予划时代的历史特征

　　平衡针灸的时代特征人群主体为部队训练伤人员，定位神经，特别是大脑中枢神经。技术效能首先定位基因修复程序的修复系统。让平衡针灸创新技术，为现代人服务、为部队服务、为百姓服务。军人的使命是打仗，军人必须要用智、勇、时间赢得胜利，医生的使命是用智慧、善良、技能、时间赢得病人的生命。军人的最高荣誉是打胜仗，医生的最高荣誉是治好病，一名医生承担的责任和一名军人承担的责任从某种意义上讲是一样的。

　　1. 平衡针灸创新学科首先符合现代军事变革的官兵需求。军队是捍卫国家主权的铜墙铁壁，军人是要打仗的，打仗就是要有伤亡，怎么在第一时间救治伤员是军事医学研究的主要课题。平衡针灸突出安全、单穴、三秒见效的技术特点，完全符合非战争条件下

< 1 >

和现代战争条件下的官兵自救互救技术要求。平衡针灸创新技术的核心是从神经上找到了部队训练伤常见病和战伤的自救互救技术的脑开关，首先可以解决战时造成的心理恐惧综合征、战争生理疲劳综合征、战伤病理痛苦综合征，均可第一时间实施干预，减少战争伤亡。同时为伤员的一线干预应激救治、后送检查、抢救赢得时间。

2. 平衡针灸创新学科必须适应现代社会变革的需求。不选择病人、不选择病种、不选择时间、不选择条件是平衡针灸特有的技术优势。把治疗的权利归还于病人，不论男女老幼，只要有症状就可选择平衡针灸干预。平衡针灸启动的是病人的自我修复程序。特别适合缺医少药的广大农村老百姓的需求和城市社区居民的需求。

二、平衡针灸创新学科突破的核心理论定位

现代战争打的是心理战、信息战、陆海空一体战。平衡针灸的创新定位脑科学技术、脑科学理论、脑科学文化，是用生命科学的卫星导航系统定位治疗疾病，是用生命科学的自我安全监控系统掌控生命。

1. 大脑中枢调控理论。人的生命是一个程序化自动管理系统，现代医学干预的原则靶点针对病变靶位，平衡针干预的原则靶点针对的是负责管理病变靶位的大脑中枢靶轴。通过大脑中枢靶轴的整合效应达到病变靶位新的平衡。

2. 大脑基因修复理论。人的生命是一个自动化修复系统，平衡针灸干预就是充分利用病人自我修复程序系统，让病人自己治疗自己的疾病。通过国家973重大基础理论研究证实，平衡针灸大脑中枢干预的最佳时间为45‰秒，大量的免疫物质、神经递质的释放，为疾病的自我修复提供了时间与物质保障。

三、平衡针灸创新学科承载的历史使命

1. 启动"健康中国"平衡针灸学科支持平台。国家是由千万家庭组成的大家庭，健康家庭是健康中国的基础。平衡针灸技术具备

家庭全科医师的功能，集预防、养生、保健、治疗为一体的家庭一
线中医干预体系，可将疾病消灭在萌芽状态之中。健康少年是健康
中国的核心，是中华民族的希望。进行生命科学文化教育，从小热
爱生命，尊重生命，从小建立生命安全的卫星监控系统。

2. 启动"健康军营"平衡针灸学科支撑平台。现代战争打的是
高科技战争，突发性强，伤亡大，卫勤保障很难在黄金时间 10 分钟
之内抢救到位。平衡针灸创新技术即可一步到位，突出生命开关，
启动时间三秒。可以达到第一现场第一时间参战官兵自救互救（三
秒止痛、三秒镇静、三秒醒脑），为伤病员的后送赢得宝贵时间。
非战争条件下部队主要担负的战备值班、军事训练、抢险救灾、维
稳防恐等重大任务。平衡针灸突出中枢干预，不选择病人，不选择
时间，不选择条件等优势，有利于官兵之间相互保健，相互帮助，
将小伤小病消灭在萌芽状态之中，从根本上建立生命安全的卫星导
航系统，也为地方、为家庭，为社会培养大批公益人才，解决军人
的后顾之忧。

四、平衡针灸创新学科未来发展的战略思维

1. 创建生命安全的卫星监控系统。人类通过亿万年进化已经形
成了生命安全的程序化自动监护系统，亦成为遗传基因自我保护系
统。根据不同的年龄，释放出不同的进化指令，实施对亿万细胞死
亡程序的监控，完成生老衰亡的全过程。按照基因程序，由一个受
精卵分裂成一个胎儿，由一个胎儿成长为一个青少年。青少年是人
生的黄金季节，也是人生最关键的核心阶段，直接关系到一个人一
生的幸福指数。中年人是人生黄金阶段，各个系统处于相对稳定态
势，同时处于生理发育顶峰期到生理衰老的过渡阶段。要做到心理
与生理的平衡，就必须自我监控生命程序的正常运转。老年人标志
生命正式进入生理衰老阶段。长寿老人平安度过百年寿限，自然进
入无病而亡、无疾而终的终极阶段，也就是生命基因程序的全过
程，这就需要我们必须尊重生命，才能使我们的基因程序自然

过渡。

2. 创建生命安全的卫星导航系统。人的生命是一个高度发达的信息系统，也是一个先进的卫星导航系统。这个系统就是我们人类通过亿万年的进化形成的大脑基因程序。

（1）大脑升级卫星导航系统。大脑基因程序在不断地自我升级中完成生命在不同时段心理与生理的变化，来适应内外环境需求。夜间8个小时的睡眠提供了内脏升级修复的时间和空间。平衡针灸通过心理调节中枢靶点、睡眠靶点、食欲靶点，可促使大脑卫星导航系统直接定位睡眠中枢、食欲中枢、情感中枢等。

（2）大脑镇痛卫星导航系统。生命本身就是一个药物制造厂、零件修理厂，人体内制造和储存着大量的镇痛物质，内源性吗啡，免疫物质等。平衡针灸是利用人体的镇痛物质和修复系统来代替外来的镇痛物质。同时还启动了人体免疫功能系统，通过针刺相应的外周神经靶点，在大脑卫星导航系统精确定位下达到病变靶位新的平衡。

（3）大脑五脏修复卫星导航系统。五脏是生命的支撑系统，是基因程序重点监控系统。按照基因程序的修复功能，通过针刺外周靶点，心病点、肝病点、肺病点、脾病点、肾病点的中枢卫星导航系统，达到病变脏器新的平衡。

作为国家级重点专科，承担着创新中医的历史使命，我们有责任有义务阐明中医的科学内涵，有义务推广中医的实用性。在国家中医药管理局、军队各级领导的支持下，未来平衡针灸学科研究发展的重点要紧紧围绕时代脉搏，服务现代人群，为健康军营、健康家庭、健康中国的伟大梦想做出积极贡献！

王文远

2016 年 8 月 1 日

目　　录

< 2 >

< 3 >

< 4 >

第一章 平衡针灸学概论

　　平衡体现的是一种文化，平衡代表的是一种生存理念，平衡反映的是一种天人相应的客观规律，平衡孕育着中医学的创新与文明。平衡属于哲学的范畴，平衡是自然社会的法则，平衡是生命之根，平衡是生存之本，平衡是针灸之源，平衡是养生之魂。中医认为生命之本是阴阳（图1-1）。

　　"平衡是人体健康的基础，失衡是疾病形成的诱因，修衡是通过针刺外周神经靶点，复衡是在中枢神经靶位调控下，达到机体新的平衡！"

　　按照生命科学来讲，人体就是一个高度发达的自我平衡系统，这个平衡系统定位就是大脑中枢（图1-2）。大脑中枢按照遗传基因程序通过周围神经实施对内脏的科学管理，因此平衡是人体健康的基础。一旦人体内的平衡机制被破坏，就会启动各种疾病的发生，所以失衡是形成疾病的诱因。复衡就是利用针刺外周神经上的特定靶穴，在大脑中枢靶位调控下达到机体新的平衡。以下重点从平衡针灸学的定义、理论核心、理论来源、理论定位、技术特点、作用原理、取穴原则、针刺方法、针刺手法、注意事项等方面分别阐述平衡针灸创新理论。

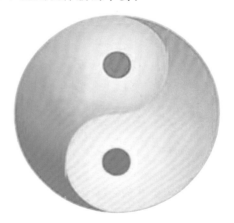

图 1-1　阴阳平衡示意图

第一节　平衡针灸学定义

　　平衡针灸学是研究人体生命科学自身发展的规律，利用针灸调节人体大脑中枢对各器官系统生理功能修复的一门现代针灸医学。

< 1 >

平衡针灸是在继承传统医学的基础上，吸收现代科学理论而创新的一门现代针灸学。是以中医心神调控学说和西医神经调控学说为理论基础，以"凡刺之真，必先治神"为理论的核心，形成了针灸与心理、生理、社会、自然相适应的整体医学调节模式。

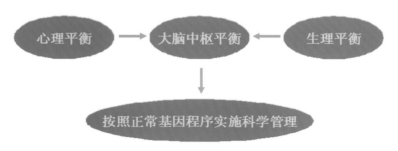

图 1-2　生命的最高平衡系统在中枢

第二节　平衡针灸的一个理论核心

平衡针灸突出的一个理论核心就是心理平衡。心理平衡是生理平衡的基础，生理平衡又是心理健康的标志。现代生物医学认为：致病因素与人们的生活习惯、遗传、社会、生态环境有关（图1-3）。平衡针灸学认为，平衡心理贯穿于人生的整个生命过程之中，每个人的心理健康与否直接关系到每个人的生存质量。因此，心理平衡是人类健康长寿的核心（图1-4）。

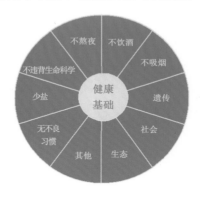

图 1-3　生存环境是健康的基础

一、心理活动的定位在大脑

从人类的进化论来说，生命的起源就已经伴随着心理活动与大脑的功能结构、神经系统的功能反射紧密联系在一起。心理学的产生，心理学的定位已经形成，心理的平衡与否直接影响着大脑中枢神经系统的功能。

二、七情是心理活动的外在表现

人的心理活动是大脑中枢神经从生理进化过程中对客观生存环境的表达形式。人心理反应的产生不限于现在的事物，还涉及过去经历过程形成的综合性反应，由心理的主动性上升到主观能动性。

《黄帝内经》明确提出，心理功能的表现形式为"七情"，即喜怒忧思悲恐惊。七情反映的是每个人对生存环境的认知态度，对事物认知的一种客观表现。正常的"七情"称为心理平衡，不正常的"七情"称为心理失衡。从中医来讲，心理失衡（"七情"）是造成功能性、器质性疾病的主要原因。作为一名医生，从健康人群的养生保健到有病群体的自然医学干预，从从事养生保健的上医，到从事临床医学的下医都是围绕着心理与生理、生理到病理、病理与生理、生理到心理的整体调节平衡过程。

因为人体是一个有机整体，具有高级的心理行为能力，参与社会活动，从事生产劳动，也同时具有自身适应家庭、社会、自然生存环境的平衡能力。这个平衡能力体现的就是心理健康，就是心理平衡。作为一名针灸医师，主要任务是通过针刺的心理与生理调节达到机体新的平衡。

三、针刺的定位在神——即大脑中枢

从生命科学来讲，每个人的内脏都是被大脑中枢来按照基因程序实施科学的管理。"凡刺之针，必先治神"，充分阐明了针灸的核心定位并不是有病的脏器部位，而是负责管理脏器的大脑中枢。如负责心脏的心跳中枢、血压中枢，负责呼吸的呼吸中枢，负责血糖的血糖中枢等。平衡针的定位不管是功能性还是器质性疾病定位都在大脑。本人通过 40 余年的潜心研究，成功地从外周神经上发明了中枢靶位调控下的降压穴、降糖穴、降脂穴、心病穴、肺病穴、肝病穴、肩痛穴、颈痛穴、腰痛穴等 38 个平衡穴位。

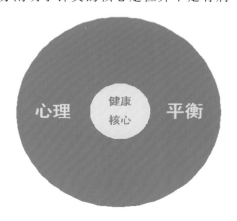

图 1-4　心理平衡是健康的核心

< 3 >

第三节　平衡针灸的两个理论来源

一、心神调控学说

心神调控学说来源于两千多年前的《黄帝内经》的中医理论体系。中医讲的"心"不仅代表了我们生理上的心，更是代表了我们的"生理上的大脑"。充分阐明了"心神"在脏腑中的统帅位置，明确了"心神"主宰脏器的功能定位。

（一）心神调控学说依据

1. 心神调控的定位在"心"。中医认为，"心主神明""心主神志""心脑同源""心为五脏六腑之大主""心为君主之官"（图 1-5），充分阐明了"心"的定位不但包括生理的"心"，更重要的是包括了我们的大脑。

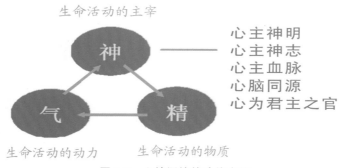

图 1-5　心神调控的功能定位

2. 心神调控的定位是"神"。中医认为，脏腑、气血、经络、阴阳都是由"心"来管理。中医的"心"是生命的核心，是管理的中枢，是人体的司令部，我们的一切脏器都是按照"心"的功能程序来运行。

（二）健康来源于心神平衡

1. 只有心神平衡才能保障生理健康。心神平衡是天人合一，形神合一，阴平阳秘的充分表现。健康的来源主要来源于每个人的"心"理健康，只有心理健康才能保证五脏六腑的和谐统一。

2. 心神失衡是启动重大疾病的主要原因。中医认为，内因致病为"七情"，七情致病的核心为"气生百病"。一旦心理失衡，出现盲区，就会引发

< 4 >

"心"主统帅的最高指挥系统发生紊乱，就会引起各脏腑功能的紊乱，促使各种疾病的发生（图1-6）。

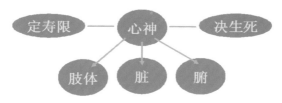

图 1-6　心神是生命的主宰

二、中枢调控学说

中枢调控学说实质上就是传统医学提出的心神调控学说，是从两个不同的角度来阐述一个生命的核心定位问题。可以肯定地讲，两千多年前提出的"心神"定位就是现代医学的大脑中枢。因此大脑中枢系统是我们心理活动遗传基因所在地，平衡与否也是标志我们生命健康的重要依据（图1-7）。

（一）中枢调控学说依据

1. 心理活动的定位在大脑。我们的心理定位在大脑中枢，因为大脑是我们人类思维、情感、记忆等心理活动的最高定位系统。

2. 遗传基因程序的最高管理系统定位在大脑。人类的遗传基因程序的最高管理系统在大脑，中枢按照遗传基因程序来科学地管理我们的内脏机体。

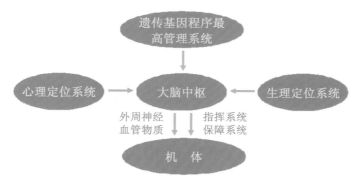

图 1-7　中枢调控管理程序

（二）健康的标志来源于大脑中枢调控系统的动态平衡

1. 生老病死是生命科学的自然规律。生命科学的规律就是按照遗传基因

< 5 >

程序来完成生老病死的自然程序。这个自然规律首先来源于大脑中枢管理程序的平衡，大脑中枢的平衡才是健康的标志（图1-8）。

2. 心理失衡是改变遗传基因程序的致病根源。能够改变遗传基因程序的原因很多，按中医来讲就是一条"气生百病"，实质上气生百病就是"心理失衡"。因为心理的定位在中枢，遗传基因程序最高定位在中枢，因此心理失衡是改变基因程序的主要原因。

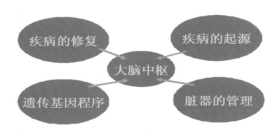

图1-8　大脑中枢是人体的最高管理系统

第四节　平衡针灸的三个理论定位

一、平衡针灸学的治疗定位在大脑高级中枢

（一）大脑中枢是人类最高的自我平衡系统

人体是一个有机的整体，具有自身的调节功能，按照遗传基因程序，人体本身就可以自我调整，自我修复，很多疾病不需要看医生，通过自身调节、自我修复就可以使机体达到平衡。

（二）平衡针灸针对的是大脑中枢

平衡针灸就是利用人体内的自我平衡系统的整体调节原理，针刺的不是病变部位，而是中枢负责管理病变的地方（图1-9）。具体来讲：针刺平衡靶穴实际上是针刺中枢神经反应在体表神经上的密码定位，将医生的指令性信息通过传入神经反馈于病人大脑高级中枢，依靠病人自己来调节修复遗传基因程序，让病人自己去治疗自己的疾病，改变了过去头痛医头、脚痛医脚的治标原理，是采用了头痛医脚、脚痛医手的异向思维的治本原理。

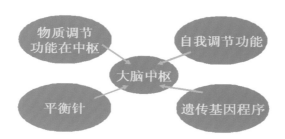

图 1-9　平衡针灸治疗定位在中枢

　　大脑中枢本身就有科学分工和整体调节功能，如调节心脏、呼吸、体温、运动、血压、血脂、消化、颈、肩、腰、腿等内脏肢体的各个中枢。平衡针灸的治疗定位不在病人的病变部位，而是在于调整病人的大脑高级中枢。通过针刺特定的靶穴，在大脑高级中枢靶位的作用下，实施对子中枢、子系统的调节作用。不管是功能性疾病还是器质性疾病定位均在病人的大脑中枢（图 1-10）。

（三）心理性疾病器质性疾病治疗定位均在中枢

　　因为心理定位在中枢，所以平衡针的治疗定位在中枢。内脏的最高管理系统在中枢，所以平衡针的治疗定位在中枢。

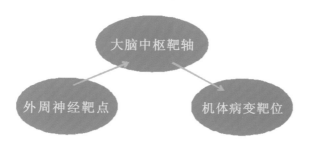

图 1-10　靶点靶轴靶位理论模式

二、疾病定位在大脑高级中枢

（一）器质性疾病定位在中枢

　　从现代科学来讲，大脑中枢有分工负责血压调节的血压中枢、分工负责心脏功能的心跳中枢、分工负责糖代谢的血糖中枢等，虽然病变反应在不同的部位、不同的脏器，根源是在大脑高级中枢的最高管理系统。因为人体遗传基因的最高管理系统定位在中枢（图1-11）。比如缺血性或出血性脑中风病人，右侧肢体发生瘫痪，病变不在右侧，是左侧大脑运动区病变影响到对侧所致。腰椎间盘脱出症病变表现在腰部，根源却是大脑中枢中的运动中枢对腰部的管理程序出现了问题。

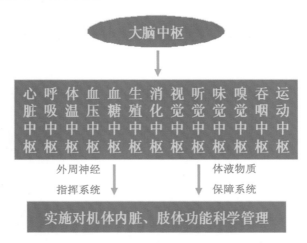

图 1-11　中枢调控的功能定位

（二）心理性疾病定位在中枢

因为器质性疾病的形成来源于心理失衡，心理失衡导致的生理失调、病理形成是形成器质性疾病的主要原因。因为人的心理、情感、记忆、情绪等定位在大脑，所以心理失衡首先引起的是心理性疾病。

三、病因定位在大脑高级中枢

（一）致病的因素是心理失衡

中医认为，致病的因素有内因、外因、不内外因。内因起关键作用，外因只是条件，外因通过内因而发病。剖析致病之本，早在两千多年前的《黄帝内经》中就明确提出"七情"为致病因素。七情是什么？七情是我们心理活动的正常反应。

（二）心理失衡超过自身的承受阈值会发病

因为人的心理定位在中枢，遗传基因程序定位在中枢，因此心理失衡提

< 8 >

前启动重大疾病的基因程序还在中枢（图 1-12）。因为人的心理情绪每个人都有自己的调控阈值，如果反复超过自己的承受阈值，必然引起大脑中枢系统的紊乱、失调，随着时间的推移，就会启动心理性疾病，严重时可以由心理性疾病启动器质性疾病。

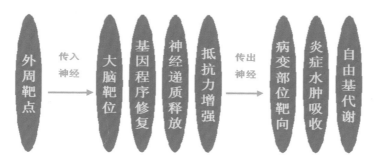

图 1-12　启动重大疾病的基因程序在中枢

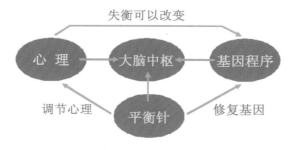

图 1-13　病因定位在中枢，平衡针定位在中枢

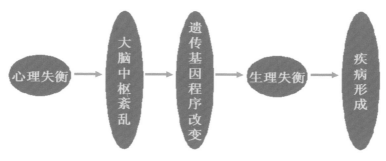

图 1-14　心理失衡阶段

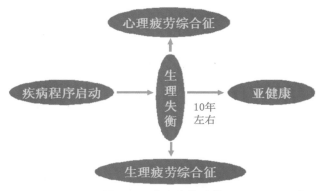

图 1-15　生理失衡阶段

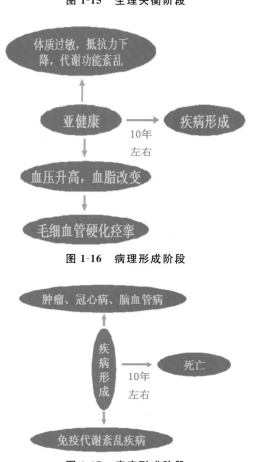

图 1-16　病理形成阶段

图 1-17　疾病形成阶段

< 10 >

（三）心理疾病过渡到生理疾病的程序

一般情况下，心理失衡引起生理失衡一般需要 10 年左右的亚健康状态逐步过渡到病理性状态，造成血压升高、血脂升高，引发毛细血管痉挛，血管壁硬化，脂质代谢紊乱，免疫功能下降。再经过 10 年左右的病理改变，必然累及到心脑血管系统，引发冠心病、脑血管病，甚至肿瘤等重大疾病（图 1-13～图 1-17）。

第五节　平衡针灸技术作用原理

平衡针灸技术的作用原理，主要通过针刺外周神经上的神经干、神经支特定靶穴，给予患者一种良性刺激信息，这种良性信息即不针对病原体，也不直接针对病人的病变部位，而是针对大脑负责该脏器该部位病变的中枢靶位，通过中枢靶位的应激性调整，使失调紊乱的中枢系统瞬间恢复到原来的平衡状态，再通过大脑中枢的整合效应，调动体内贮存的能量物质——中枢递质，按照生命基因程序进行应急性再分配再调整，提高增强机体的免疫功能，提高机体的镇痛效应，增强机体炎症吸收功能，使原来失调的功能状态和紊乱物质代谢的程序，恢复到一个崭新的平衡状态。这种平衡状态的形成是利用针灸外因刺激手段激发恢复病人机体内新的平衡来实现的。

实质上平衡针灸的作用原理是通过针刺来激发、调整和完善病人的平衡调控系统，对其出现的病理状态进行自我干预，达到自我修复平衡之目的。可以讲，平衡针灸的作用原理是在大脑高级中枢的参与下完成的自我修复过程。

一、提高机体的镇痛效应

疼痛是人类疾病症状中最为痛苦的一种。痛觉是大脑接受机体内外刺激的一种本能反应，也是机体感受器受到刺激而引起的一种较强的心理与生理构成的复合感应。针刺镇痛是中枢神经系统的重要功能之一，是机体内发生的一个从外周神经到中枢神经，从中枢调控到病变部位修复，从失衡到复衡，产生的相互抑制、相互对立、相互统一的动态平衡过程。具体讲，疼痛是刺

< 11 >

激机体感受器产生的酸麻胀痛感信号，其通过中枢神经传入通路的传导系统进行信息传递，进入大脑皮层的意识思维领域。除大脑皮层外，丘脑、下丘脑、脑干网状结构、边缘系统、顶叶皮质、额叶皮质等都能接收参与疼痛传递与中枢介质的释放功能。

人体内客观存在一个能量源，由于中枢司令部管理程序出现了问题，对镇痛物质的释放程序失控，体内镇痛物质释放障碍，导致疼痛。

平衡针灸的作用原理是一个由大脑皮层、尾核、丘脑、脑干网状结构、脊髓背角等多渠道、多水平、多层次的中枢神经调控的综合过程。通过现代基础研究证实，神经高级调控中枢当接收医生给予的指令性信息后立即调动体内所管辖的各级中枢系统的功能，释放大量的镇痛介质参与镇痛效应。由内源性的镇痛物质代替外源性的镇痛物质，由内源性吗啡代替外源性吗啡。

（一）乙酰胆碱在针刺镇痛中的镇痛作用

中枢神经系统中的乙酰胆碱主要存在于植物神经的节前纤维、交感神经节、脊髓前根、运动神经等。针刺后可通过中枢神经系统中的乙酰胆碱来激活 5-羟色胺（5-HT）神经元而产生镇痛效应。

（二）5-羟色胺在针刺镇痛中的镇痛作用

中枢神经系统中 5-羟色胺主要存在于丘脑内侧核、下丘脑、脑干、嗅脑和新纹状体等部位，尤其是在下丘脑、脑干和松果体更为集中。更多资料证实，5-羟色胺在针刺镇痛中具有关键作用，针刺可提高中枢 5-羟色胺转换率。

（三）肾上腺素在针刺镇痛中的镇痛作用

中枢中的肾上腺素、正肾上腺素神经元胞体集中于延脑和桥脑，由此发出上行和下行纤维。下行纤维大部分交叉到对侧，终止于脊髓胶状体、侧角和背角。上行纤维到达同侧前脑，纤维分背腹两束，支配中脑、间脑、端脑边缘系统和桥脑等。背束上行到达全脑，特别是大脑皮层、海马和小脑皮层等处，也支配杏仁核及丘脑下部前区。针刺可以促进正肾腺素的合成和释放，同时吗啡镇痛作用增强。

（四）多巴胺在针刺镇痛中的镇痛作用

在中枢神经系统中多巴胺（DA）既是正肾上腺素的前体，又是一种独立的介质。它们之间有许多共同的代谢途径。据韩济生教授报道证实，当中枢多巴胺能系统功能减弱时，吗啡的镇痛作用增强。当中枢多巴胺能系统的功能增强时，则痛觉过敏，吗啡的镇痛作用减弱。许绍芬教授等观察到，从乙酰胆碱和多巴胺的合成、释放和降解等方面都提示尾核胆碱能系统有利于针刺镇痛，而且尾核胆碱能系统和5-羟色胺能系统在针刺镇痛中具有协同作用，然而尾核多巴胺能系统则对针刺镇痛有对抗作用。

（五）γ-氨基丁酸（GABA）在针刺镇痛中的镇痛作用

γ-氨基丁酸是神经系统中传递抑制性冲动的一种神经递质，对中枢神经系统的神经元具有普遍而强烈的抑制作用。大部分贮存于黑质、苍白球、大脑皮层、小脑齿状核等部位。实验证明，脑中的γ-氨基丁酸系统是电针镇痛和吗啡镇痛的对抗剂。

（六）脑啡呔在针刺镇痛中的镇痛作用

我国对内啡呔在针刺镇痛中的作用进行了大量研究工作，实验结果表明，大脑和垂体中的β-内啡呔参与针刺镇痛的含量与针刺镇痛效果呈现相关变化。提供了β-内啡呔在针刺镇痛的新证据。针刺临床有明显镇痛效果者，β-内啡呔含量显著增高，提示脑内β-内啡呔在针刺镇痛中起着重要作用。通过放射免疫法测定针刺镇痛时大鼠各脑区和脊髓中甲硫氨酸脑啡呔（MEK）与亮氨酸脑啡呔（LEK）样免疫活性物质的含量结果显示，针刺组大鼠尾核和下丘脑内的甲硫氨酸脑啡呔（MEK）和亮氨酸脑啡呔（LEK）显著升高。丘脑下部脑干和脊髓的含量基本不变。

二、提高机体的免疫功能

免疫包括细胞免疫和体液免疫，是保持机体内相对平衡所产生的识别与清除机体自身代谢变性的物质和外来抗原物质的一种生命源。大量临床与实验研究资料证实，针灸具有调整和增强机体免疫功能的作用。

针灸对机体免疫功能的调控定位于大脑高级中枢，通过神经-内分泌-免疫系统组成的调控中心来完成。有学者认为，下丘脑是核心结构，通过去甲肾上腺素、5-羟色胺等神经递质而作用于免疫细胞上各自的受体，另一方面下丘脑通过促肾上腺皮质激素释放因子（CRH），使垂体释放 ACTH，并可伴随β-内啡肽的分泌，ACTH、内啡肽可通过淋巴细胞表面受体而发挥免疫效应。此外，针灸还可引起交感-肾上腺髓质系统兴奋，促使释放儿茶酚胺及阿片样物质，并作用于相应的淋巴细胞的受体引起免疫效应。因此，针灸对机体的免疫功能调整是通过神经内分泌释放的递质所发挥的免疫效应。

三、提高机体的消炎退热功能

临床观察证实，针刺感冒穴、痤疮穴、咽痛穴等对细菌性和非细菌性引起的感冒发热具有良好的退热作用，好转率达 90% 以上。对急性肺炎、脑膜炎、急性扁桃腺炎、腮腺炎也有一定疗效。实验室检查，可使白细胞、炎症细胞下降。改善炎症区微循环和淋巴循环，减少血液和淋巴的淤滞，减轻或消除炎症水肿，促进炎症病灶的愈合。

四、提高冠脉流量，改善微循环

临床常见的冠心病出现的供血不足、心绞痛、心律失常、心肌梗死、心衰等，针刺胸痛穴、降脂穴具有改善冠状动脉血液循环，促进心肌缺血性损伤的修复，调节心肌缺氧状态，减低血脂及血液黏稠度，调节心率等功能。

五、调节机体的血压功能

高血压病是一种以动脉压持续升高为特征，可伴有心脏、血管、脑和肾等器官功能性或器质性改变的全身性疾病。针刺降压穴具有良好的降压作用，能抑制交感神经收缩血管中枢的紧张性，激活内阿片肽、5-羟色胺和 γ-氨基丁酸系统。此外，还可增加血中心钠素和前列腺素，增加尿钠排出量，调节钙离子通道，增强钙离子转运能力，刺激新陈代谢，继而引起血压下降。

高血压不是病，是一种生理到病理过渡的必然产物，是形成冠心病、脑血管病、肾病等疾病的病理基础。是毛细血管痉挛、毛细血管收缩引起的血压升高。临床观察发现，治疗心脏的供血问题可以起到降压效果。从本质上讲，血压是为心脏这个泵服务的。一旦心脏这个泵的压力不够，心脏出现供血不足时，中枢按照基因程序的自我调控机制，给予心脏这个泵采取加压状态，这就形成血压升高。因此调节血压必须从心脏从中枢来进行调节，这才是对高血压的根本性治疗。

低血压病也是一种血容量不足或失血性休克等，导致血压下降，引发各

< 14 >

种病症的统称。针刺提免穴具有升压、抗休克与预防休克作用。

六、调节机体血糖功能

血糖升高及出现尿糖是糖尿病主要诊断依据之一，是一组病因不同的内分泌代谢疾病。主要是胰岛素分泌绝对不足和靶细胞对胰岛素敏感性降低，引起糖、蛋白质、脂肪及水电解质代谢紊乱。临床证实，针刺降糖穴一个月，可使 90% 以上病人血糖下降。针刺的作用原理并非单一的治疗效果，而是大脑高级神经中枢综合调整的效价原理。平衡针灸可能通过丘脑、垂体、肾上腺等实施对胰岛素分泌的调控作用，使之进入正常程序。从临床疗效观察看，糖尿病是一种复合性疾病，应从整体从中枢进行治疗。

七、对各系统的调节作用

（一）循环系统

针刺心病穴、提免穴，可使心率 51 次/分以下者心率增加，心率在 75 次/分以上者减慢。以心电图为指标，可使 P-R 和 P-P 间隙延长，Q-T 间隙缩短，QRS 波群变窄。同时可使心肌收缩力增强，改善心肌缺血的兴奋状态。

（二）呼吸系统

针刺正常人的肺病穴、提免穴、过敏穴，可使通气量增加 61%，最大通气量增加 20%。原苏联学者还报道感染及过敏性支气管哮喘患者经针刺治疗一个疗程后，有 60%～80% 的病例出现呼吸功能指数的正性动力学改变。研究认为，针刺治疗对于肺这一气体交换器官的功能状态和参与呼吸调节的中枢结构都具有显著的影响。

（三）消化系统

通过针刺，在 X 光透视下可见痉挛的胃弛缓，蠕动弱者转强，蠕动强者转弱。对小肠的影响主要是针刺后可以起调节作用，使小肠活动增强。针刺可使血液中的氢化皮质素、17-类皮质类固醇显著增加，组织胺含量亦趋上升，同时尿中 17-酮类固醇和 17-羟类固醇的含量相应增高。动物试验观察到，针刺能使耐糖曲线原水平高的下降，原水平低的升高。从以上可以看出，针刺对迷走神经-胰岛素系统也有双向调节作用。

< **15** >

（四）神经系统

在疾病状态下，针刺能调节大脑皮层的兴奋和抑制过程，使之恢复正常的生理平衡。有人研究后认为，针刺对交感神经和迷走神经都具有双向调节作用。

（五）泌尿系统

临床观察发现，针刺肾病穴、过敏穴、提免穴可使心性浮肿病人尿量增加，尿比重下降，可使紧张的膀胱张力降低，也又可使松弛的膀胱张力增高。有人以尿流动力学方法观察压力性尿失禁，证实针刺能有效地增强膀胱基底部及尿道括约肌收缩功能，使尿道功能长度增加，尿道阻力升高。

通过大量的临床及实验研究证实，针刺对人体各系统的功能和作用，必须经过大脑高级指挥系统的参与才能完成。据报道，针刺正中神经支配的降糖穴产生的镇痛和升压效应，在切断支配该穴的正中神经后消失。

第六节　靶点靶轴靶位学说

一、平衡针的作用机制

平衡针灸创新点是在外周神经上发现了大脑中枢靶轴调控下的靶点（靶穴），通过针刺外周神经靶点，利用人体传入信息通路神经至中枢神经，使失调紊乱的中枢系统瞬间恢复到原来的平衡状态，在中枢靶轴整合后，再通过传出信息通路神经完成对病变靶位的应急性调整，依靠病人自己达到机体重新恢复新的平衡。

二、生命科学本身就是平衡

人体本身就是一个自我平衡系统，具有自身的调节修复功能。按照遗传基因程序，在大脑中枢调控下，通过周围神经实施对各系统的科学管理。通过血管保障系统实施对系统的物质管理。若大脑中枢平衡系统发生失调，就会启动各种疾病的发生。平衡针就是利用人体内的自我修复调节平衡原理，给予病人一个良性信息，达到机体自我平衡。

< 16 >

第七节　平衡针灸技术特点

一、突出人体自身平衡

（一）人体本身就是一个平衡系统

人体本身就是一个自身平衡系统，这种自身平衡系统的实质就是人体内的大脑高级调控中枢系统。平衡针灸就是利用人体内的自我平衡系统来激发、调动机体内的物质能量，促进机体在病理状态下的良性转归。

（二）人体具有被动加强的特性

人是高级动物，能够接收外界给予的合理的良性信息和良性刺激，使身心愉悦，抵抗力增强。相反，如果接收外来信息是不良的、恶性的、刺激性的，就会干扰大脑中枢程序，人体就会出现心理性疲劳、心理性疾病，发展为生理失调及病理改变等，这些均为人体内平衡调控系统失衡的反应。

（三）人体本身具有自我修复功能

平衡针灸的目的不是去直接治疗病人的疾病，而是把针刺作为一种人为的外因刺激手段，通过患者自身调整达到恢复机体的平衡，间接地依靠病人自身来治疗自己的疾病。平衡针灸充分地发挥了机体自身调节平衡的独立性、能动性、创造性。

二、突出人体信息系统

人体的信息系统现代医学称为神经系统，平衡针灸就是通过直接针刺神经干或神经支，将针刺神经的良性信息反馈到大脑高级中枢，通过大脑中枢的整合作用达到对机体各系统的调节修复功能。

（一）信息系统定位神经系统

人体信息系统就是神经系统，大脑中枢主要通过周围神经完成对内脏的指挥与管理。平衡针就是通过针刺感受器或针刺神经干，将术者的信息载入人体神经"高速公路"，以最快的速度反馈于大脑高级中枢。因为人的大脑高级中枢是当代最尖端、最完善的高级自动控制系统，对来自不同的信息和对

< **17** >

一切事物的认识及处理后再通过神经信息"高速公路"来完成对机体各系统的调控作用。

（二）神经——人体内的高速公路

据有关资料报道，针刺神经干的传导速度为每秒钟 100 米，针刺经络（感受器）传导速度为每秒钟 0.1 米。因此平衡针灸首先选择靶穴的定位——神经。除了神经信息通路以外，可能血管体液系统、肌肉骨膜系统及细胞等也参与了信息的综合反馈功能效应。但是有一点必须要明确的是，治疗要的是快，是时间，因为时间是生命，所以平衡针的定位首先是"国家级高速公路"——神经。（人体内的"省级高速公路"——血管体液系统，"县级公路"——肌腱骨膜系统，"乡级公路"——细胞传统系统，均是以不同的途径不同的时间不同的速度向大脑高级中枢指挥系统传递良性信息）

三、突出单穴疗法

单穴疗法的特点是一病一穴，一症一穴，90％以上的病症均可采用一个穴位。因为平衡针灸的目的不是直接去治疗患者的疾病，而是利用一种人为的外因刺激手段间接依靠患者自身不断修复、不断完善，恢复患者机体的内平衡。

四、突出快速针刺

快速针刺亦称三快针法，即进针快、找针感快、出针快，整个针刺过程控制在 3 秒钟之内。如果人体解剖层次清楚，针刺穴位准确，针感到位即可出针，不用 3 秒。由于病人的个体差异，穴位选择定位不一定都准确，因此留出 3 秒钟的时间通过提插把要求的针感扎出来。因为不同穴位有不同的针感要求，只要把要求的针感扎出来即可出针。

五、突出即时效应

（一）即时效应定位 3 秒见效

即时效应亦称即刻见效，一针见效。要求 90％以上的病人 3 秒钟见效。3秒钟见效不是 3 秒治愈。对发病时间短、症状轻、体质好、年龄小的病人经一次性治疗即可临床治愈；对发病时间长、症状重、年龄大、体质差的病人，必须按疗程系统治疗；对一些晚期病人、疑难病，通过治疗也可使症状改善，减少病人痛苦，提高生存质量，延长病人生存时间。

（二）临床疗效取决于病人

平衡针灸的疗效不是取决于医生，而是取决于病人自身的平衡系统调节能力。其中发病时间的长短、病情的轻重、年龄的大小、体质的强弱直接决定疗效的好坏。

六、突出针感效应

针感是反映平衡针灸疗效的重要标志，也是针刺的核心技术。因为针感产生于效应，效应来源于针感。不同的穴位有着不同的针感要求，只要将不同穴位要求的针感扎出来即可产生临床效果。从某种意义上讲，有了针感就有了疗效。

七、突出离穴不离经

平衡针灸不过于强调穴位的定位，而是要求针刺到相应神经。因为神经分布有它一定的客观规律，不可能是一个点，而是一条线，一条线所管理的功能区又构成一个片。在临床中不可能对每个人的取穴都十分准确，所以针刺穴位的部位只能是相对的，而不是绝对的。针刺在神经支配的区域均能产生即时效果。

八、突出穴名通俗化

平衡针灸的穴位名称是作者在几十年的临床中不断摸索，不断否定，不断发现，根据自己的经验以穴位分布的部位、功能、主治来命名。如治疗头部病变的平衡穴位叫头痛穴，治疗腰部病变的平衡穴位叫腰痛穴，治疗胸部病变的平衡穴位叫胸痛穴，治疗糖尿病的平衡穴位叫降糖穴，治疗半身不遂的平衡穴位叫偏瘫穴。

九、突出针刺安全

安全是平衡针灸最根本的要求。只有病人安全，医生才能安全，病人的

< **19** >

利益高于一切！平衡针灸突出穴位定位安全，针刺方法手法安全！

十、突出临床实用性

平衡针灸来源于临床，产生于临床，服务于临床，应用于临床。先有临床实践，后上升到科学理论，然后根据这种平衡理论再指导临床。先后经过40余年的临床研究，国内外的推广应用，证明平衡针灸是一门经得起重复，深受患者欢迎的实用临床针灸。

第八节　平衡针灸技术优势

一、突出安全

1. 平衡针灸的穴位分布安全。学科创新于临床，发展于临床。穴位均分布于安全部位，不会刺伤脏器。平衡针灸不在病变部位施术，不会使病情加重。

2. 平衡针灸的技术安全，时间安全（3秒钟），针刺手法安全。学科起源于部队，定位于农村与社区、部队基层。经过10万多部队训练伤病人、60多万门诊病人、8万多乡村社区病人的义诊证明安全。

3. 国内外30余年的大面积推广证实安全。

4. 通过北京医科大学动物试验证明安全。

二、突出疗效

平衡针灸特别强调3秒钟见效，形成了中医的重大技术优势，对发病轻的病人可一针治愈。经对10万部队训练伤病人疗效统计，一针见效率占98.88％，一针治愈率占38.33％。

平衡针灸疗效不是决定于医生，而是决定于病人。一是发病时间的长短，二是病情的轻重，三是体质的强弱，四是年龄的大小，这些因素直接决定疗效。

三、突出简便

1. 不需要特殊治疗环境。平衡针灸临床操作简便，不需要特殊的治疗环

< 20 >

境、医疗设备、医疗条件，在农村、社区、训练场、工地、操场及火车、汽车、飞机、轮船上均可实施及时有效治疗。

2. 不需要特殊医疗设备。平衡针灸技术实施过程只需一根针，操作实施过程不超过 3 秒钟。

四、突出价廉

平衡针灸技术临床只需一根针（要求平衡针灸针必须使用一次性无菌针灸针）、一个棉球，即可达到理想治疗效果。虽然资金投入少，但技术含金量高。因为针刺的是神经，必须具备有一定的医学解剖知识才能有助于神经靶点的针刺疗效。平衡针灸适合于广大农村、社区和缺医少药地区。

< 21 >

第二章 平衡针操作规程

第一节 平衡针使用的针具

一、无菌性针灸针

平衡针灸要求所有平衡针灸师必须使用一次性无菌针灸针。这是时代的要求，也是中医进入现代化的重要标志。

（一）平衡针灸针具是在毫针基础上改进而成

基本构造是由穴位探测系统——针尖，信息传递系统——针体，针感显示系统——针柄三部分组成。

（二）平衡针灸针规格

传统针灸毫针规格是以寸为单位，平衡针灸针具长度是以厘米为单位。分为1厘米（平衡针1号）、2厘米（平衡针2号）、4厘米（平衡针3号）、6厘米（平衡针4号）、8厘米（平衡针5号）。直径以毫米为单位，分为0.30毫米、0.35毫米（图2-1）。

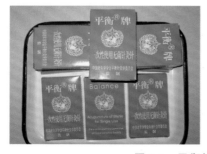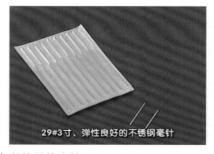

图 2-1　平衡针灸所使用的毫针

（三）平衡针暂用针具

在未制造出平衡针具之前，临床要求还是采用无菌性毫针。

< 22 >

二、针灸注意事项

（一）针具选择

平衡针针具要求应是对机体绝对安全的一次性无菌消毒针。

（二）针刺前检查

针刺前应对针尖、针体、针柄进行检查，对针体弯曲、针柄松动者应立即停止使用。

（三）据情施针

在针刺时还应根据病人年龄、性别、体质、病情、胖瘦、针刺部位来选择不同型号的针具。对体质肥胖的病人，穴位在肌肉丰满部位可选用稍粗稍长之针，相反则取稍短稍细之针。为了安全起见，刺入 1.5 厘米可选用 2 厘米（平衡针 1 号）针具，刺入 7 厘米可选用 8 厘米（平衡针 4 号）针具。

第二节　平衡针针刺体位

正确的体位是保证针刺安全有效的关键，是防止发生滞针、弯针、折针、晕针的有效措施。现将临床常用的针刺体位简述如下：

一、正坐膝直位

正坐膝直位主要用于下肢部的平衡穴位。如降脂穴、过敏穴、肩痛穴、癫痫穴、腕痛穴等（图 2-2）。

二、仰卧位

图 2-2　正坐膝直位

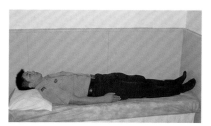

图 2-3　仰卧位

仰卧位主要用于头面部、胸腹部、上肢部、下肢部正侧面的平衡穴位。如急救穴、痛经穴、胸痛穴、头痛穴、降压穴等（图 2-3）。

< 23 >

三、俯卧位

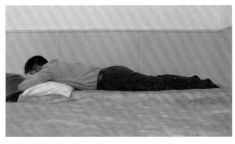

图 2-4 俯卧位

俯卧位主要用于头颈部、脊背部、下肢部的背侧面平衡穴位。如臀痛穴、调神穴、乳腺穴等（图 2-4）。

四、仰靠坐体位

仰靠坐体位主要用于针刺头面部平衡穴位，如腰痛穴、胃痛穴等（图 2-5）。

五、俯伏坐体位

俯伏坐体位主要用于针刺头后部及颈后部的平衡穴位，如臀痛穴、乳腺穴等（图 2-6）。

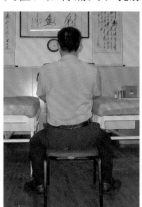

图 2-6 俯伏坐体位

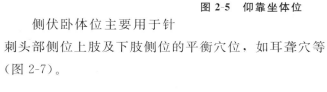

图 2-5 仰靠坐体位

六、侧伏卧体位

侧伏卧体位主要用于针刺头部侧位上肢及下肢侧位的平衡穴位，如耳聋穴等（图 2-7）。

七、正坐体位

正坐体位主要用于针刺上肢、头顶部平衡穴位，如颈痛穴、感冒穴、偏瘫穴、提免穴（图 2-8）。

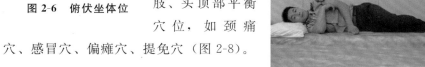

图 2-7 侧伏卧体位

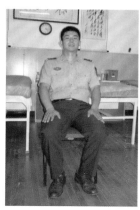

图 2-8 正坐体位

八、正坐肘直位

正坐肘直位主要用于针刺前臀部位的平衡穴位，如胸痛穴等（图 2-9）。

九、正坐曲膝位

正坐曲膝位主要用于膝关节部位的平衡穴位。如肘痛穴等（图 2-10）。

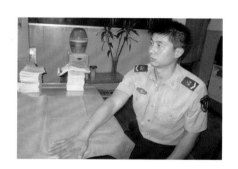

图 2-9 正坐肘直位

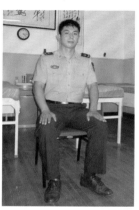

图 2-10 正坐曲膝位

第三节 平衡针取穴原则

一、特异性取穴原则

特异性取穴原则主要是指全身性疾病不能从某个或某几个脏器部位来定位，而是通过大量临床实践反复验证终于发现了一些治疗疑难病的特定的靶点，这些特定的靶点实质上是通过刺激外周神经，将信息传导到中枢靶轴，依靠自身调控达到治疗疾病的目的。如感冒穴、降压穴、降糖穴、调神穴等（图 2-11）。

二、交叉性取穴原则

交叉性取穴原则主要是指左右、上下大交叉的一种取穴方法。是针刺上肢的平衡穴位通过中枢调节对侧下肢的病变。上肢的疾病取下肢对侧相应的平衡穴位。如治疗臀部疾病取对侧臂丛神经支配的肩关节部位的臀痛穴，治疗膝关节病变取对侧桡神经支配的肘关节部位膝痛穴，治疗踝关节病变取对侧腕部的踝痛穴，治疗肩关节病变取下肢对侧坐骨神经支配的肩痛穴，治疗肘关节病变取下肢对侧膝部的肘痛穴，治疗腕关节病变取下肢对侧踝部的腕痛穴等（图2-12）。

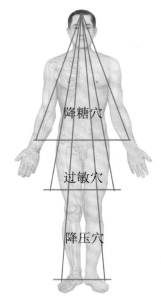

图 2-11　特异性取穴原则

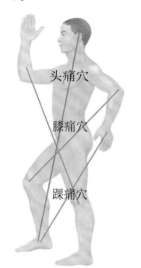

图 2-12　交叉性取穴原则

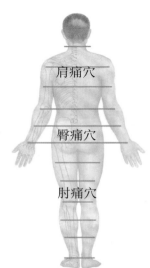

图 2-13　对应性取穴原则

三、对应性取穴原则

对应性取穴原则主要是指左右对应取穴，上下对应取穴，前后对应取穴。实质上针刺对侧的病变部位的中心点可以达到治疗对侧疾病的目的。如右侧肩关节、肘关节、腕关节病变取对侧肩关节、肘关节、腕关节相应平衡靶点。髋关节、膝关节、踝关节病变取对侧髋关节、膝关节、踝关节相应部位靶点。乳腺病变取背面的位于肩胛骨上的相应部位靶点。胸痛可从腰胸对称取相应部位靶点（图2-13）。

< 26 >

第四节　平衡针针刺角度

针刺角度主要是指针刺时所选择的针体与皮肤所形成的夹角。一般临床分为直刺、斜刺、平刺三种角度。

一、针向直刺角度

将针体与皮肤呈90°角垂直刺入皮肤称为直刺。临床主要适用于肌肉丰厚部位，如膝痛穴等（图2-14）。

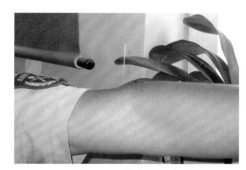

图 2-14　针向直刺角度

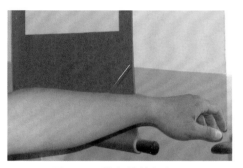

图 2-15　针向斜刺角度

二、针向斜刺角度

针体与皮肤呈45°角斜刺进入皮肤称为斜刺。临床主要适用于骨骼边缘和不宜深刺的穴位。此外，为了避开血管和瘢痕组织也常采用此种进针法，如胸痛穴等（图2-15）。

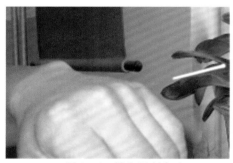

图 2-16　针向平刺角度

三、针向平刺角度

将针体与皮肤呈15°角（图），沿皮下平刺进入皮肤称之。临床主要适于头面、胸背、四肢等肌肉浅薄处的穴位，如颈痛穴等（图2-16）。

第五节　平衡针常规消毒

一、针具消毒

（一）无菌针灸针

为了安全起见，要求平衡针灸医师必须使用一次性无菌消毒针。由于无菌针灸针长时间不用，可以引起针体的氧化过程，针刺前可用酒精棉球用力擦拭一下，防止给病人皮肤留下针痕。

（二）消毒针灸针

消毒针灸针可采用气锅消毒。一般在15磅气压120℃高温下15分钟即可达到消毒目的。采用煮沸消毒一般在15～20分钟亦可达到消毒目的。此外还可以采用酒精消毒针灸针，一般在75％酒精内浸泡30分钟即可。

二、局部皮肤消毒

首先在针刺的穴位用2.5％碘酒棉球擦拭，然后再用75％酒精棉球按碘酊擦拭的程序脱碘消毒。消毒的顺序以穴位为中心向周围呈环形消毒（约3厘米）。

三、医者手指消毒

针刺前可先用肥皂水将手洗干净，待干后再用75％酒精擦拭。针刺时应避免手指直接接触针体，如必须接触针体时可用消毒棉球将针体隔离，以保持针身无菌。

四、无菌手套、指套

有条件时可选用一次性无菌手套、指套。

另外，针刺前应将什么是平衡针灸、针刺部位、时间、特点、方法、针感告诉于病人，让患者了解平衡针灸的理论、方法、技术，了解针刺的全过程，解除病人恐惧心理，让患者积极配合医生治疗，达到针刺的最佳效果。有条件时可以改善就诊环境，从硬件、软件，都要符合病人的心理需求，不要让病人感到是医院，应该让病人感到像家、像公寓、像花园，更像亲人。

第六节　平衡针针刺持针方法

1. 根据不同平衡穴位，选择不同长度的针具。

2. 取 75％酒精棉球一块用手捏干，将棉球固定在针体。一般要求固定位置在距针尖 1～2 厘米处，便于进针时针体不会弯曲，达到快速进针的目的。

第七节　平衡针针刺进针方法

一、固定针体无痛快速进针方法

无痛快速针刺法，进针快，找针感快，出针快，整个针刺过程控制在 3 秒钟之内。具体进针方法为，拇指与食指用消毒棉球捏住针身下端针尖约 1.5 厘米左右，对准穴位，将针尖快速刺入皮下，然后用另一支手快速向下推进，达到要求的深度，通过提插强化性针刺后即可出针，如肩痛穴、膝痛穴等。

二、固定皮肤快速进针方法

固定皮肤快速进针法主要用于特殊部位的平衡穴位。要求必须一只手先固定穴位的皮肤，然后另一只手快速将针尖刺入皮下组织，并按快速针刺法针刺一定的深度，出现要求的针感后即可出针，如腰痛穴等。

第八节　平衡针针刺深度

针刺深度主要是指针体刺入体内的长度，每个穴位都有每个穴位的具体要求。平衡针灸针刺深度主要按神经的定位要求。神经的定位要求和每个人的年龄、体重、高矮、胖瘦有一定关系。

一、神经位于较浅部位

神经位于较浅部位进针的深度亦浅，如降压穴（足底内侧神经），进针深度 0.5～1 厘米左右。

< 29 >

二、神经位于深部组织

神经位于深部组织，进针的深度亦深，如膝痛穴（桡神经），进针深度2～3厘米，调神穴（胫神经）进针深度5～6厘米左右。

对平衡穴位的针刺角度、方向、深度主要由针刺神经的定位而决定。

第九节　平衡针针刺手法

一、提插针刺手法

提插针刺手法主要是指寻找正确的针感而采用的一种上下提插的针刺方法。其中包括上提和下插两个部分，即进针达到一定深度后为了取得理想的针感，术者采取的一种不断改变针体的方向、角度、深浅、节律，使之达到或产生要求的酸、麻、胀、痛等针感。因为针刺时不可能一下就能扎出要求的针感，所以才要求运用提插的手法，来达到不同的针感要求。

主要适用于特殊针感的穴位而采取的一种手法，如降压穴、降脂穴、肩痛穴等。

二、强化性针刺手法

强化性针刺手法主要是对针刺达到要求深度以后，不提插而采用的一种左右捻转针刺方法。通过拇指与食指按顺时针方向旋转捻动发生滞针，然后再按逆时针方向将针体退出。

主要适用于病情较重、穴位针刺较深而采取的一种通过滞针起到强化性针感的手法。如颈痛穴、腰痛穴、膝痛穴、臀痛穴等。

三、一步到位针刺手法

一步到位针刺手法是对针刺深度在2厘米以内的穴位采取的一种针刺手法。

主要适用于比较表浅的穴位，原则上要求不提插，不捻转，进针后即可出针，如明目穴等。

< 30 >

四、两步到位针刺手法

两步到位针刺手法是对穴位深度在 4 厘米以内的穴位采取的一种针刺手法。两步到位针刺法：第一步将针尖刺入体内，第二步将针体推到要求的深度。如耳聋穴、过敏穴、牙痛穴、胸痛穴等。不提插，可实施强化性针刺手法，然后即可出针。

五、三步到位针刺手法

三步到位针刺手法是对穴位深度在 6 厘米以内的穴位采取的一种针刺手法。三步到位针刺法：第一步将针尖刺入体内，第二步将针体推入 3～4 厘米，第三步再将针体刺入 5 厘米左右。可实施强化性针刺手法。如偏瘫穴等。

第十节 平衡针针刺感应

针感是针刺后的自我心理感应，也是机体通过针刺而产生的局部或远距离的应激性反应。更是机体对外界人为的针对组织结构刺激后所造成的创伤产生的正常现象。一般针感以麻、酸、胀、痛为主，临床中又根据不同的针刺部位而引发的不同针感要求，分触电式针感、远距离放射性针感、局限性针感、强化性针感。

一、触电式针感

触电式针感是指针尖刺激到反应敏感的神经干或神经支而出现的类似电击样感觉性针感。传导速度快，可以省略穴位至针感部位的传导过程。这类针感可以称为最强刺激的针感，传导速度极快，效果最好。如肩痛穴等。

二、放射性针感

放射性针感亦称为远距离针感。是指针尖刺激到反应敏感的神经干或神经支后而出现的由局部向下出现的放射性针感，传导速度快，针感强，效果好。如调神穴等。

< 31 >

三、局限性针感

局限性针感是指针刺神经末梢在局部出现的酸、麻、胀感。不传导，针感不太强，患者均可忍受，效果也很好。如胃痛穴等。

四、强化性针感

强化性针感是针对隐性针感患者采取的强化治疗效果的一种人为针刺手法，迅速加强酸、麻、胀、沉的局部针感。如偏瘫穴等。

触电式针感、放射性针感、局限性针感均为针刺感应，实际是神经干、神经支或末梢神经出现的快速信息反馈感应。强化性针感是在特殊条件下而采取的应急措施。因为末梢神经刺激信息不强，通过加强针感加大对组织的刺激力度，从而加快形成新的信息反馈感应，同样可以收到理想效果。

五、针感的性质

针刺产生针感的性质以酸、麻、胀、痛为代表，这些针感多数为混合性针感，也有一两种针感出现。从局部解剖分析，在针刺神经靶穴的过程中必然要损伤其他组织，如血管、神经、肌肉、肌腱、骨膜等各种组织均可产生不同的针感反应，因为刺激不同组织引起的各种感觉不一样。刺激到神经干以触电式麻针感为主，刺激神经支以放射性麻针感为主，刺激肌肉、肌腱、骨膜以酸胀针感为主，刺激血管以痛针感为主。由于针刺方向、角度、深度以及运针手法不同，刺激量不同，针感性质也不完全一样。从临床来看，触电式针感最好，直接进入"国家级高速公路"，但是在寻找神经的同时，必然损伤到其他组织，这是产生混合性针感的主要原因。疼痛针感是针刺过程中反应的第一针感，也是疗效的主要针感反应。疼痛也是针感的一个重要组成部分，是急症危重病人休克昏迷的救治方法，主要以疼痛的强刺激为主，因为痛觉最敏感，传导最强，刺激量最大，也是重症急症病人的首选针感。

六、针感的传导速度

据有关实验研究资料报告，针刺神经干的传导速度每秒 100 米，针刺经络的传导速度每秒 0.1 米，因此平衡针灸针刺的原则是不留针，只要将要求

< **32** >

的针感扎出来即可达到针刺目的。

针感是针刺的必然反应，其机制是针刺肌肉、神经、血管、韧带、骨膜等机体产生的一种生理本能的应急反应。因为机体内的各种组织都按照遗传基因程序科学地交织并行于一体，所以一穴经常出现几个不同的针感反应，是机体自我保护的正常现象，也是向大脑中枢反馈的不同信息通路。

第十一节　平衡针出针方法

平衡针的针刺过程分为三个部分，第一为进针（见第五节），进针必须掌握持针技术才能达到快速进针，无疼痛。第二为找针感，通过提插或加强针感效应技术，达到临床要求的针感。第三为出针，是在达到针刺要求后实施的快速从体内将针体起出。

一、快速起针

要求术者一只手用棉签或棉球固定针体，另一只手快速将针体起出体外。

二、缓慢起针

首先把针体退回到原来的零体位，然后快速将针体起出体外。对深层组织针刺患者，特别是实施加强针感的患者，一般采用缓慢起针法。第一步将针尖从深层组织退至浅层，第二步由浅层退至皮下，第三步将针起出。如果出针困难，出之不动，多为皮下组织纤维造成的缠针，不应硬行出针，而应采用相反方向捻转针体使针体退回零位再出针。对头面部等易出血部位更要缓慢起针，起针后需用棉球或棉签压住针孔，以免出血。

第十二节　平衡针针刺注意事项

一、刺激有度

刺激有度就是针刺要适量，从时间上提插不超过三秒钟。特别强调特殊针感的穴位一定要刺激有度。一出现针感即可出针，不要再反复进行强刺激，避免造成病人的心理恐惧，减轻病人的心理负担；关键是减少刺激对软组织

< 33 >

的破坏，避免造成新的损伤、水肿、炎症。

二、不可强求

主要强调针刺针感不能强求，有的病人在针刺过程中因取穴位置不准，体位不正，久候始终不能得气，特别是神经定位不准，解剖层次不清楚，强调的特殊针感扎不出来，术者可以立即起针选择更准确位置另刺，或改为第二方案再刺，也可采用强化针感。

三、掌握宜忌

病人在过于饥饱、疲劳、精神过度紧张的情况下，不宜针刺。对体质虚弱者针刺时手法不宜过重，要求第一次接受针灸治疗的病人、恐惧病人、体质虚弱病人等选取卧位针刺。

孕妇咽痛穴、降脂穴、降压穴、过敏穴、肩痛穴慎刺，特别是习惯性流产病人。

皮肤有感染、溃疡、瘢痕或肿痛的部位一般不能针刺。对自发性出血或损伤后出血不止的患者不宜针刺。

四、特殊穴位按特殊要求针刺

针刺面瘫穴要注意掌握角度、方向及深度，选择适宜的针体长度，禁止大幅度提插、捻转和留针，防止引起气胸。

五、防止发生晕针

对惧针或者首次接受针灸治疗的患者，必须让患者躺在治疗床上进行针刺治疗，防止发生晕针。同时要求针刺前必须进行常规消毒，并给患者交代平衡针灸的技术特点，缓解患者的心理紧张。

六、按照程序，寻找针感

针感就是疗效，疗效来源针感。要求对初次接受治疗和害怕针灸的患者，必须按照平衡针针刺的程序进行。一旦出现针感即可出针，或者提插 5 次还未达到理想针感时改为加强针感，随即出针。

七、针后观察，防止意外

起针以后，让患者继续休息，留观 3～5 分钟，待情绪稳定以后，观察患者有无针孔出血及晕针现象。

< 35 >

第三章　平衡针治疗颈肩腰腿痛平衡穴位分布图

第一节　平衡针治疗颈肩腰腿痛平衡穴位体表示意图

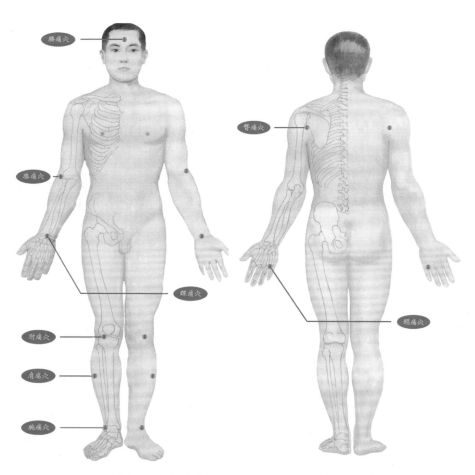

图 3-1　平衡针治疗颈肩腰腿痛平衡穴位体表示意图

< **36** >

第二节　平衡针治疗颈肩腰腿痛
平衡穴位骨骼示意图

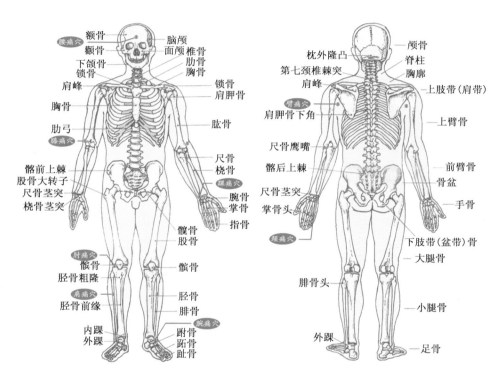

图 3-2　平衡针治疗颈肩腰腿痛平衡穴位骨骼示意图

< 37 >

第三节　平衡针治疗颈肩腰腿痛
平衡穴位肌肉示意图

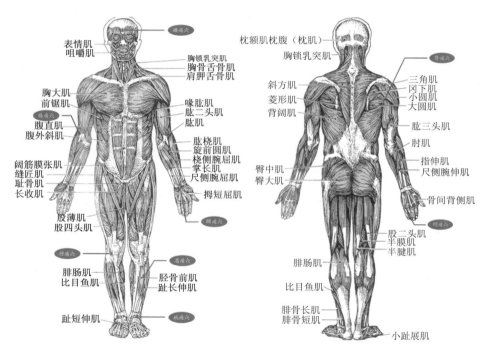

图 3-3　平衡针治疗颈肩腰腿痛平衡穴位肌肉示意图

< 38 >

第四节 平衡针治疗颈肩腰腿痛
平衡穴位神经示意图

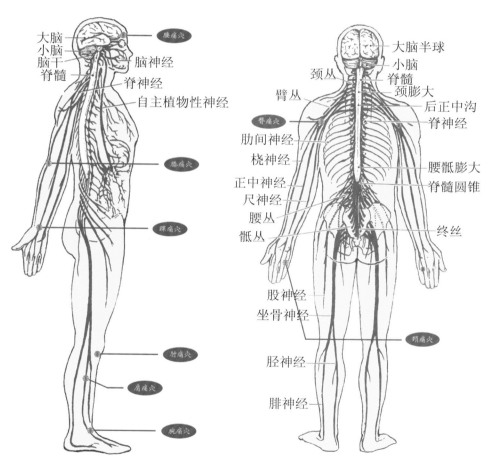

图 3-4 平衡针治疗颈肩腰腿痛平衡穴位神经示意图

< 39 >

第五节 平衡针治疗颈肩腰腿痛
平衡穴位功能区示意图

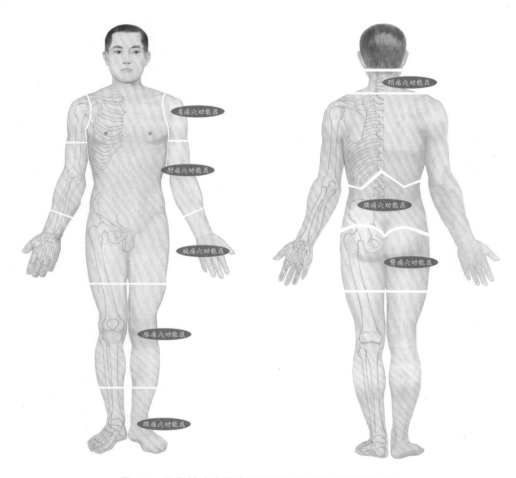

图 3-5 平衡针治疗颈肩腰腿痛平衡穴位功能区示意图

< 40 >

第六节　颈痛穴功能调控区域示意图

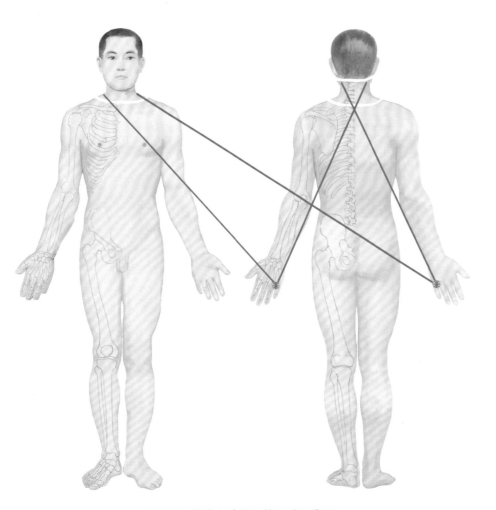

图 3-6　颈痛穴功能调控区域示意图

< 41 >

第七节　肩痛穴功能调控区域示意图

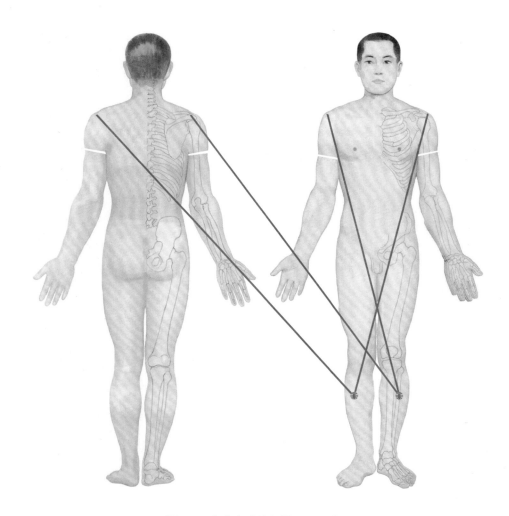

图 3-7　肩痛穴功能调控区域示意图

第八节 肘痛穴功能调控区域示意图

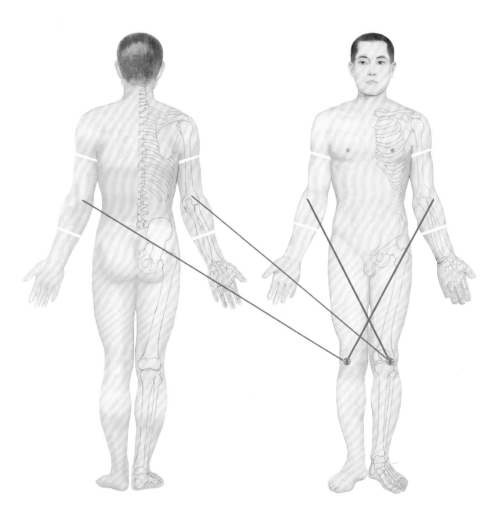

图 3-8 肘痛穴功能调控区域示意图

< **43** >

第九节　腕痛穴功能调控区域示意图

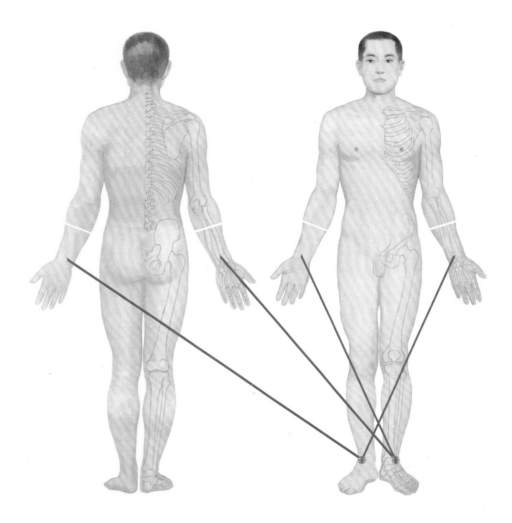

图 3-9　腕痛穴功能调控区域示意图

< **44** >

第十节　腰痛穴功能调控区域示意图

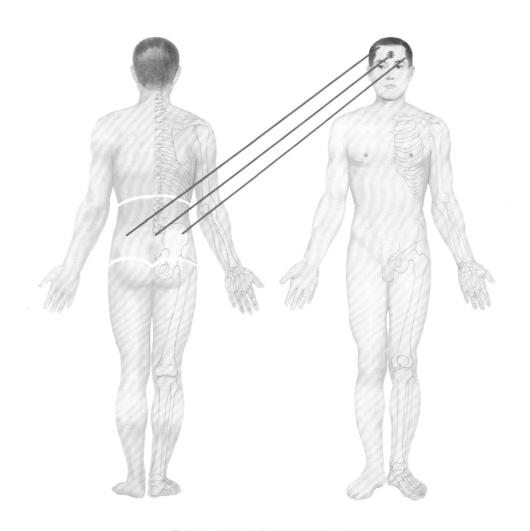

图 3-10　腰痛穴功能调控区域示意图

< **45** >

第十一节　臀痛穴功能调控区域示意图

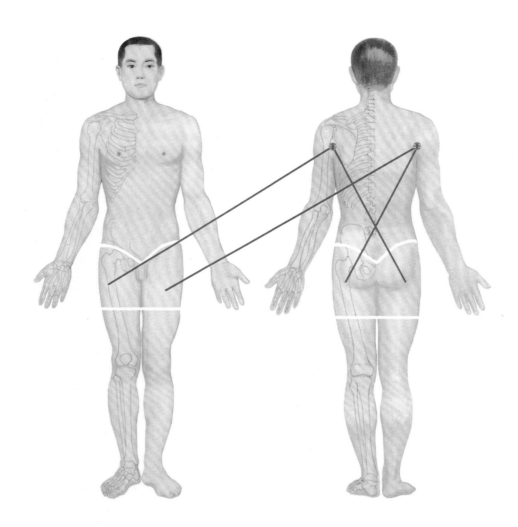

图 3-11　臀痛穴功能调控区域示意图

第十二节 膝痛穴功能调控区域示意图

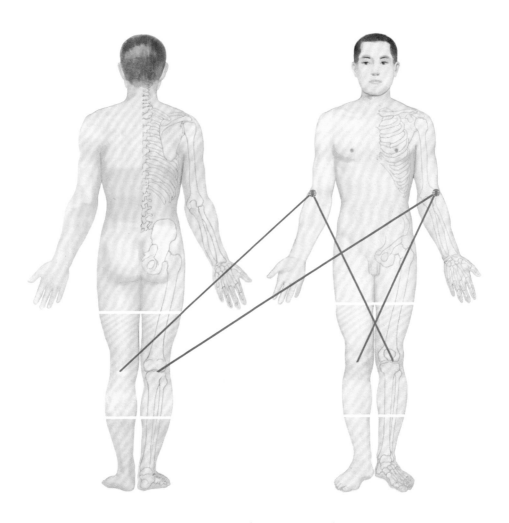

图 3-12 膝痛穴功能调控区域示意图

< 47 >

第十三节 踝痛穴功能调控区域示意图

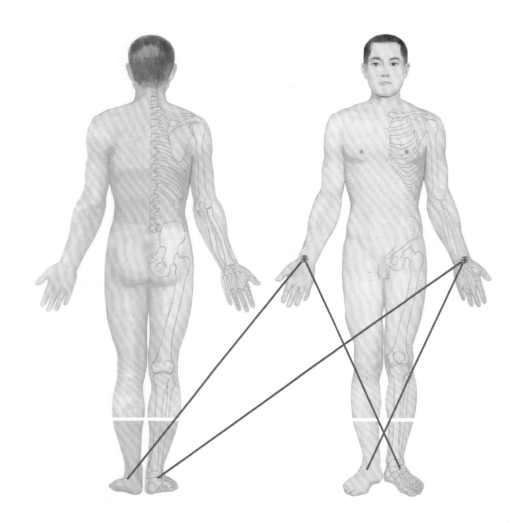

图 3-13 踝痛穴功能调控区域示意图

< **48** >

第四章 平衡针治疗颈肩腰腿痛的平衡穴位

第一节 颈痛穴（BP-UE9）

［体表定位］

此穴位于手背部，半握拳第四掌骨与第五掌骨之间（图 4-1），即指掌关节前凹陷中（图 4-2）。

［解剖定位］

在第四掌骨与第五掌骨间背侧肌中（图 4-3），布有第四掌背动脉，皮下有手背静脉网、尺神经手背支（指背神经）和指掌侧固有神经。

［取穴原则］

交叉取穴。左侧颈痛取右侧穴位，右侧颈痛取左侧穴位，双侧颈痛取双侧穴位。

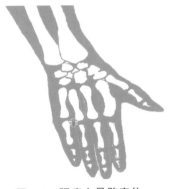

图 4-1 颈痛穴骨骼定位

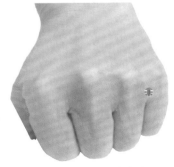

图 4-2 颈痛穴体表定位

［神经定位］

指背神经或指掌侧固有神经（图 4-4）。

［针刺方法］

平刺 2～4 厘米。

［针刺手法］

①二步到位针刺手法；②强化性针刺手法。

［针 感］

局限性针感或强化性针感。

< 49 >

［功　能］

扶正祛邪，疏经通脉，活血化瘀，促进代谢，消炎镇痛。

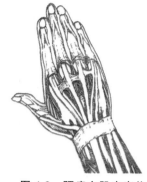

图 4-3　颈痛穴肌肉定位

［主　治］

颈痛，颈椎病，颈部软组织损伤，落枕，颈肩综合征，颈肩肌筋膜炎，肩周炎，颈性头痛，颈性眩晕。临床上还可用于治疗眶上神经痛，三叉神经痛，肋间神经痛，坐骨神经痛等。

［治疗原理］

中枢调控、靶点靶轴靶位、信息传递、自我修复。

［按　语］

颈痛穴是以部位功能定名的特定靶穴。临床上以治疗颈椎病为主，也可治疗肩周炎。颈痛穴与肩痛穴可以单用，也可以通用。颈椎病的病因定位主要分为内源性与外源性（外伤）两种，病理定位主要分为中枢调控功能失调与颈部软组织代谢紊乱引起的无菌性炎症，或由外伤造成的急性炎症。该项研究获军队科技进步四等奖、北京市科技进步三等奖，为国家卫生部第二批农村与基层适宜技术推广项目、国家中医药管理局农村与社区适宜技术推广项目。

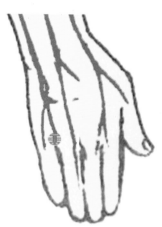

图 4-4　颈痛穴神经定位

［歌　诀］

颈痛小指指掌间，指背神经交叉点，

颈部病变与落枕，肋间坐骨神经取。

第二节　肩痛穴（BP-LE6）

［体表定位］

此穴位于腓骨小头下方（图 4-5）与外踝连线的上 1/3 处（图 4-6）。

［解剖定位］

腓骨长肌与趾总伸肌之间，深层为腓骨短肌（图 4-7），布有胫前动、静

< 50 >

脉肌支和腓浅神经。

[取穴原则]

交叉取穴。左侧肩痛取右侧穴位，右侧肩痛取左侧穴位，双侧肩痛取双侧穴位。

[神经定位]

腓浅神经（图4-8）。

[针刺方法]

直刺2～3厘米。

[针刺手法]

提插针刺手法。

[针　感]

远距离触电式针感。

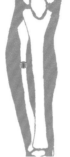

图4-5　肩痛穴体表定位　　　**图4-6　肩痛穴骨骼定位**

[功　能]

扶正祛邪，疏经通脉，活血化瘀，促进代谢，消炎镇痛。

[主　治]

①肩关节软组织损伤，肩周炎，根型颈椎病，颈肩肌筋膜炎，落枕。②临床上还可用于治疗胆囊炎，胆石症，胆道蛔虫症，带状疱疹，癔症性昏厥，上肢瘫痪，中暑，休克，昏迷，癫痫，精神分裂症，抑郁症。

[治疗原理]

中枢调控、靶点靶轴靶位、信息传递、自我修复。

[按　语]

①肩痛穴是以部位功能主治定名的一个特定靶穴，主要用于治疗肩关节病变。②临床上还可治疗冠心病心绞痛，急腹症等。③该穴是平衡针灸靶穴的代表性穴位，也是开始平衡针研究的第一个穴位。研究时间最长，治疗病人最多，用途最广泛，疗效最为理想。此穴已经军内外大面积推广应用。④穴位的名称先后经历了肩周穴、中平穴、肩痛穴三个名字，三个阶段。⑤1989年荣获军队科技进步二等奖。

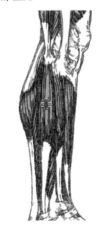

图4-7　肩痛穴肌肉定位

1990 年由中国中医药出版社出版了《肩周炎一针疗法》，有关此穴的临床研究论文先后在《美国国际针灸杂志》、《日本东洋医学》、《世界针灸杂志》、《中国针灸》发表。⑥该项技术被列为国家卫生部、国家中医药管理局农村与社区适宜技术推广项目。

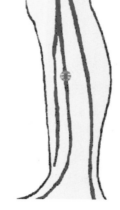

图 4-8　肩痛穴神经定位

[歌　诀]

　　肩痛穴亦中平穴，

　　下肢上三偏腓侧，

　　交叉取穴腓浅经，

　　肩部病变与枕落，

　　胸痛降脂与偏瘫，

　　降压肝胆及昏厥。

第三节　肘痛穴（BP-LE4）

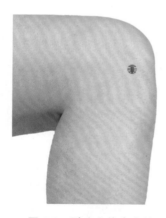

图 4-9　肘痛穴体表定位

[取穴定位]

　　此穴位于外膝眼处（图 4-9），即髌骨与髌韧带两侧的凹陷中（图 4-10）。

[解剖定位]

　　在膝关节韧带两侧，有膝关节动、静脉网，布有股神经前皮支及肌支（图 4-11）。

[取穴原则]

　　交叉取穴。左侧网球肘取右侧穴位，右侧网球肘取左侧穴位，双侧网球肘取双侧穴位。

[神经定位]

股神经前皮支及肌支（图 4-12）。

[针刺方法]

45 度角斜刺 2～4 厘米。

[针刺手法]

①二步到位针刺手法；②强化性针刺手法。

< 52 >

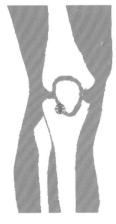

图 4-10 肘痛穴骨骼定位

[针 感]

局限性针感或强化性针感。

[功 能]

扶正祛邪，疏经通脉，活血化瘀，促进代谢，消炎镇痛。

[主 治]

①肘痛，肘关节软组织损伤，肱骨外上髁炎，肱骨内上髁炎，不明原因的肘关节疼痛。②此外，临床上还可用于治疗偏瘫，过敏，荨麻疹。

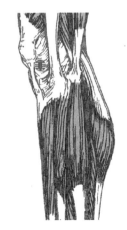

图 4-11 肘痛穴肌肉定位

[治疗原理]

中枢调控、靶点靶轴靶位、信息传递、自我修复。

[按 语]

①肘痛穴是以部位功能定名的特定靶穴，临床上用以治疗肘关节疾病。②该项技术被列为国家卫生部、国家中医药管理局农村与社区适宜技术推广项目。③肱骨外上髁炎针刺内侧肘痛穴，肱骨内上髁炎针刺外侧肘痛穴。

[歌 诀]

肘痛穴在双膝眼，

肘部病变肱髁炎，

交叉取穴股前支，

膝部病变对应点。

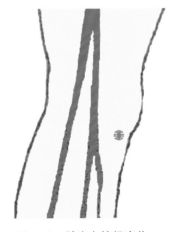

图 4-12 肘痛穴神经定位

第四节 腕痛穴（BP-LE10）

[体表定位]

此穴位于足背踝关节（图 4-13）横纹的中央旁开外 2 厘米（图 4-14）。

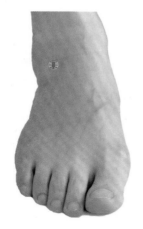

图 4-13　腕痛穴体表定位

［解剖定位］

在拇长伸肌腱和趾长伸肌腱之间（图 4-15），布有胫前动、静脉和浅层的腓浅神经，深层为腓深神经。

［取穴原则］

交叉取穴。

［针刺神经］

腓浅神经或腓深神经（图 4-16）。

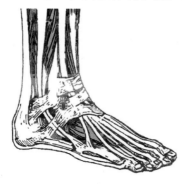

图 4-14　腕痛穴骨骼定位

［针刺方法］

平刺 2～4 厘米。

［针刺手法］

①二步到位针刺手法；②强化性针刺手法。

图 4-15　腕痛穴肌肉定位

［针　感］

局限性针感、强化性针感或放射性针感。

［功　能］

扶正祛邪，疏经通脉，活血化瘀，促进代谢，消炎镇痛，清肝明目。

［主　治］

①腕痛，腕关节软组织损伤，腕关节扭伤，腕关节腱鞘炎，手掌手指的疼痛炎症。②此外，临床上还可治疗近视，花眼，沙眼，白内障，急性结膜炎，电光性眼炎，眼睑下垂，眼肌痉挛。

［治疗原理］

中枢调控、靶点靶轴靶位、信息传递、自我修复。

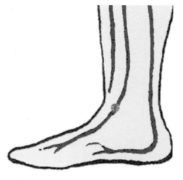

图 4-16　腕痛穴神经定位

< **54** >

[按　语]

①腕痛穴是以功能主治定名的特定靶穴，临床上主要治疗腕关节病变。②此外，还可用于眼科病变，故临床又称为第二个明目穴。③该项技术被列为国家中医药管理局中医药科技成果推广项目。

[歌　诀]

腕痛穴在踝关节，腓神交叉来取穴，

腕部掌部与手部，眼部病变用之妥。

第五节　腰痛穴（BP-HN2）

[体表定位]

此穴位于前额正中（图 4-17）。将前额划一个"十"字，"十"字中间即为此穴（图 4-18）。

[解剖定位]

布有眉间肌（图 4-19），两侧有额内侧动、静脉分支和三叉神经的滑车上神经。前额两侧均有眶上神经分布。

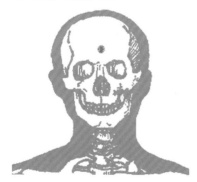

图 4-18　腰痛穴骨骼定位

图 4-17　腰痛穴体表定位

[取穴原则]

①定位取穴；

②交叉取穴。左侧腰痛针尖向右平刺，右侧腰痛针尖向左平刺，中间腰痛针尖向下平刺。

[神经定位]

①直刺为滑车上神经末梢；②横刺为眶上神经（图 4-20）。

[针刺方法]

针尖向下平刺 2～3 厘米，或向左或向右平刺 2～3 厘米。

[针刺手法]

①二步到位针刺手法；②强化性针刺手法。

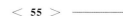

< **55** >

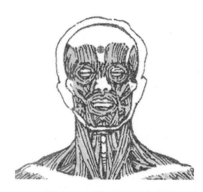

图 4-19 腰痛穴肌肉定位

[针 感]

①局限性针感；②强化性针感。

[功 能]

扶正祛邪，疏经通脉，活血化瘀，促进代谢，消炎止痛。

[主 治]

①腰部软组织损伤，腰椎间盘脱出，强直性脊柱炎，腰肌劳损，不明原因的各种腰痛。②过敏。③头枕部疼痛。

[治疗原理]

中枢调控、靶点靶轴靶位、信息传递、自我修复。

[按 语]

①腰痛穴是以部位功能定名的特定靶穴，临床上主要用于治疗腰部的急性炎症及慢性炎症引起的病变。对腰部软组织损伤、腰椎间盘脱出效果更为理想。②一般在炎症期、水肿期需要配合卧床休息 2 周，不能进行功能性锻炼。③该项技术已获北京市科技进步三等奖。④被列为国家中医药管理局农村与社区适宜技术推广项目。

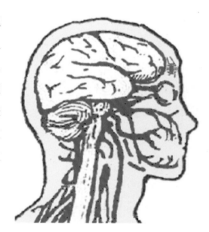

图 4-20 腰痛穴神经定位

[歌 诀]

腰痛穴位额正中，眶上滑车上神经，
定位取穴三方向，主治各种腰痛症，
腰椎间盘腰扭伤，腰肌劳损效最灵。

第六节 臀痛穴（BP-UE1）

[体表定位]

此穴位于肩关节腋外线的中点（图 4-21）。即肩峰至腋皱襞连线的 1/2 处（图 4-22）。

< 56 >

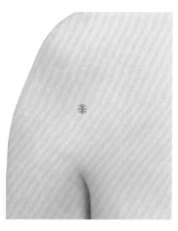

图 4-21　臀痛穴体表定位

[解剖定位]

布有旋肩胛动、静脉，臂外侧皮神经和第一、二肋间神经，深层为桡神经（图 4-23）。

[取穴原则]

交叉取穴。左侧臀痛取右侧穴位，右侧臀痛取左侧穴位，双侧臀痛取双侧穴位。

[神经定位]

①臂丛神经；②桡神经；③上臂外侧皮神经（图 4-24）。

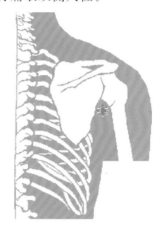

图 4-22　臀痛穴骨骼定位

[针刺方法]

针尖向腋窝中心方向斜刺 4～5 厘米。

[针刺手法]

①三步到位针刺手法；②强化性针刺手法。

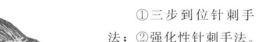

[针　感]

①局限性针感；②强化性针感。

[功　能]

扶正祛邪，疏经通脉，活血化瘀，促进代谢，消炎镇痛。

[主　治]

①臀部软组织损伤，梨状肌损伤综合征，原发性坐骨神经痛。②临床还可用于治疗同侧网球肘，

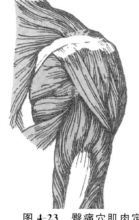

图 4-23　臀痛穴肌肉定位

中风偏瘫。

[治疗原理]

中枢调控、靶点靶轴靶位、信息传递、自我修复。

[按　语]

①臀痛穴是以部位功能命名的特定靶穴。主要用于治疗臀部软组织损伤与臀部病变。②临床还可用于治疗坐骨神经痛，同侧网球肘。③针刺臀痛穴基础

< 57 >

研究证明，大脑延桥脑、下丘脑、中脑、纹状体观察，脑内亮-脑啡呔显著增高，通过大脑延桥脑、下丘脑、海马、纹状体、中脑、皮层 6 个部位的脑内 5-羟色胺及其代谢产物 5-羟基吲哚乙酸显著增高。④该项研究获北京市科技进步三等奖。⑤被列为国家中医药管理局农村与社区适宜技术推广项目。

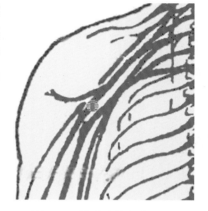

［歌　诀］

臀痛穴位桡神经，

坐骨神经交叉灵，

梨肌损伤网球肘，

臀肌损伤综合征。

图 4-24　臀痛穴神经定位

第七节　膝痛穴（BP-UE2）

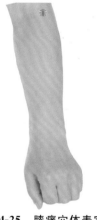

图 4-25　膝痛穴体表定位

［体表定位］

此穴位于肩关节至腕关节连线的中点（图 4-25），肱骨下端与桡骨上端连接的结合部内侧沿（图 4-26）。

［解剖定位］

在桡侧伸腕长肌起始部（图 4-27），布有桡返动脉分支和前臂背侧皮神经，内侧深层为桡神经干。

［取穴原则］

交叉取穴。左侧膝痛取右侧穴位，右侧膝痛取左侧穴位，双侧膝痛取双侧穴位。

［神经定位］

①前臂背侧皮神经；②桡神经干；③正中神经（图 4-28）。

［针刺方法］

直刺 3～5 厘米。

［针刺手法］

①三步到位针刺手法；②强化性针刺手法。

［针 感］

①局限性针感；②强化性针感；③放射性针感。

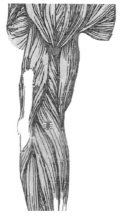

图 4-27 膝痛穴肌肉定位

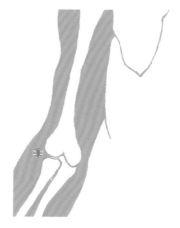

图 4-26 膝痛穴骨骼定位

［功 能］

扶正祛邪，疏经通脉，活血化瘀，促进代谢，消炎镇痛。

［主 治］

①膝痛，膝关节软组织损伤，骨性膝关节炎，髌骨软化症，风湿性关节炎，类风湿性关节炎。②临床还可用于治疗神经性皮炎，急性荨麻疹，牛皮癣，下肢瘫痪，腓肠肌痉挛。

［治疗原理］

中枢调控、靶点靶轴靶位、信息传递、自我修复。

［按 语］

①膝痛穴是以部位功能定名的特定靶穴，临床上主要用于治疗膝关节病变。②该穴在治疗皮肤病时，还必须需配合相关穴位，必须坚持长时间综合治疗方能取得理想效果。③该项研究已获北京市科技进步三等奖。④被列为国家卫生部、国家中医药管理局农村与社区适宜技术推广项目。

［歌 诀］

膝痛穴位肘中取，交叉取穴桡神经，

膝部病变软组织，偏瘫皮炎皮癣灵。

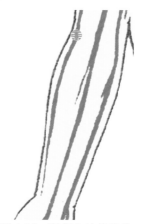

图 4-28 膝痛穴神经定位

第八节　踝痛穴（BP-UE7）

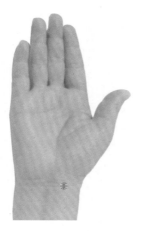

图 4-29　踝痛穴体表定位

［体表定位］

此穴位于前臂掌侧，腕横纹正中央，即桡侧腕屈肌腱与掌长肌腱之间，旁开 1 厘米（图 4-29）。

［解剖定位］

在桡腕关节骨缝中（图 4-30），桡侧为腕屈肌腱，屈指深肌腱（图 4-31），布有腕掌侧动、静脉网，前臂内外侧皮神经双重分布，正中神经掌皮支，深层为正中神经本干。

［取穴原则］

交 叉 取 穴。

左侧踝痛取右侧穴位，右侧踝痛取左侧穴位，双侧踝痛取双侧穴位。

［神经定位］

正中神经（图 4-32）。

［针刺方法］

针尖平刺 2～3 厘米。

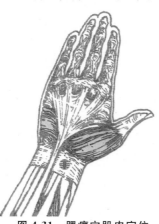

图 4-31　踝痛穴肌肉定位

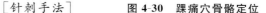

图 4-30　踝痛穴骨骼定位

［针刺手法］

①两步到位针刺手法；②强化性针刺手法。

［针　感］

①局限性针感；②放射性针感；③强化性针感。

［功　能］

扶正祛邪，疏经通脉，活血化瘀，消炎镇痛，调节心律，镇静安神。

［主　治］

①踝关节软组织损伤，踝关节扭伤，跟骨骨

刺，足跟痛，足底痛，足趾痛。②临床上还可用于治疗顽固性失眠，心律不齐。

［治疗原理］

中枢调控、靶点靶轴靶位、信息传递、自我修复。

［按　语］

①踝痛穴是以部位功能定名的特定靶穴。②临床主要用于治疗踝关节病变，具有取穴少，方法简便，疗效迅速的特点。③此外，还具有镇静安神，调节睡眠，调节胃肠，调节神经等多种功能。④该项技术被列为国家卫生部、国家中医药管理局农村与社区适宜技术推广项目。

［歌　诀］

踝痛穴称失眠穴，

正中神经交叉索，

踝部损伤足跟痛，

心律不齐痛风消。

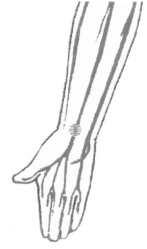

图 4-32　踝痛穴神经定位

第五章　平衡针治疗颈部常见病

第一节　项韧带损伤

项韧带损伤为临床常见病多发病。形成的主要病因是由于长期坐办公室，从事文秘，低头工作形成积累型颈部肌肉疲劳综合征。临床上由急性外伤引起的相对少见。

一、诊断要点

1. 临床症状多见颈后部酸胀，不能长时间视物，长时间视物引起颈后部疼痛不适。

2. 大多数患者有长期低头工作或枕高枕头的习惯，或有颈部过度前屈，过度扭转等外伤史。

3. 压痛点多见于项韧带分布区或附着点处。

4. 过度前曲或后伸引起颈项部疼痛加剧。

二、疗效标准

1. 临床治愈：疼痛消失，颈部活动自如。

2. 临床好转：疼痛减轻，时有酸胀不适感。

三、治疗要点

1. 主穴：颈痛穴、肩痛穴。

2. 疗程：每日1次，7天为1个疗程。

四、典型病例

李某，男，48岁，部队干部，颈部酸痛，活动受限半年余，曾口服止痛

< **62** >

药及理疗均未见好转。1994 年 6 月 12 日来诊。检查颈背部压痛（＋＋）。颈椎屈伸功能受限。临床诊断：项韧带损伤。取穴颈痛穴，每日 1 次。经连续治疗两周，临床症状消失，两年后随访未见复发。

五、预防与预后

1. 预防：日常生活中应避免导致本症发生与复发的因素，如意外损伤、不正确的坐姿和低头工作时间过长等。急性期应注意休息，急性期过后可做些轻柔活动。平日可针对性地进行颈部肌肉适度锻炼，增强肌肉的抗损能力。

2. 预后：预后良好，一般治愈后可无任何后遗症状。

六、注意要点

1. 减少精神刺激，保持心情舒畅，心理平衡。

2. 炎症期不要进行颈部功能锻炼。

3. 纠正不良姿势，改变不良生活习惯。不要枕高枕头，伏案连续工作不能超过两个小时。避免疲劳性劳损。

第二节　落　枕

落枕为临床常见病症。是指一侧项背部肌肉损伤后导致局部肌肉强直性痉挛，引起颈肩部活动受限。多因夜间睡眠姿势不当，枕头高度不适，或风寒侵袭引起局部气血运行不畅，经筋挛缩所致。临床上又称为"失枕"或"急性斜颈"。

一、诊断要点

1. 诱发因素：多数患者是颈椎处于强迫姿势过久而发作，如长期低头手术或写字，口腔医生侧偏头工作，睡枕姿势不当（特别是酒后沉睡）等。

2. 临床症状：头部拒绝活动，一侧颈部活动受限，头偏向患侧。颈部不能屈伸及向对侧侧转。局部酸痛，有的向同侧肩背及上臂扩散，并兼有头痛怕冷等症状。

3. 临床体征：检查可见胸锁乳突肌、斜方肌等肌张力增高，一侧或双侧

< 63 >

有压痛点，肌肉痉挛隆起，压痛阳性，但无红肿发热等体征。

二、疗效标准

1. 临床治愈：疼痛消失，功能恢复正常。
2. 临床好转：疼痛明显减轻，功能基本正常。

三、治疗要点

1. 主穴：颈痛穴、肩痛穴。
2. 疗程：每日1次，3天为1个疗程。

四、典型病例

例1：徐某，女，42岁，副主任医师，1989年2月4日就诊。主诉：早上起床后，突然颈部疼痛不适，继之不敢向右侧转。检查右胸锁乳突肌压痛（＋＋）。临床诊断：落枕。取穴颈痛穴，针刺1次后活动自如。临床治愈。

例2：邱某，女，13岁，中学生，1993年12月6日就诊。病人自述早上起床后感觉右侧颈部不适，头颈部活动时剧痛，不敢侧转。经手法按摩症状明显好转。检查：右侧颈肌紧张强直，局部压痛。临床诊断：落枕。取穴颈痛穴，经治疗1次疼痛缓解，症状消失。

五、预防与预后

1. 预防：患者日常要注意正确的劳动姿势，睡觉时枕头高低要适宜。
2. 预后：预后良好，一般治愈后不易复发。

六、注意事项

1. 睡眠时枕头不要过高，避免吹风受寒，防止复发。
2. 避免长时间头颈强迫体位工作，减少颈部疲劳。
3. 伴有慢性疾病时可配合治疗原发病灶。

< **64** >

第三节　外伤性颈部综合征

外伤性颈部综合征亦称鞭击综合征或称挥鞭式损伤。系由外伤使颈部组织受到损伤而出现的多种综合症状。颈部挥鞭样损伤主要是由外伤引起，多发生于行车中的突然加速或减速运动中。临床根据不同部位、不同体征、不同症状，分为五种类型，即颈部软组织损伤型、神经根损伤型、椎基底动脉血运障碍型、自主神经症状型和脊髓损伤型。

一、诊断要点

1. 颈部软组织损伤型：症见头颈部持续性顿痛，伴有深部压痛点和肌肉紧张。

2. 颈神经根损伤型：临床表现疼痛呈持续性，或阵发性切割样痛。且伴有知觉过敏、迟钝及腱反射异常等表现。有受累颈神经根支配区相一致的皮肤放射痛。

3. 椎基底动脉型：临床表现可出现眩晕、耳鸣、一过性意识消失乃至视力、视野障碍、眼震、构音障碍或小脑性运动失调等症状和体征。

4. 自主神经症状型：临床表现为恶心、流泪、多汗、唾液分泌异常、咽干、颜面潮红、皮肤温度异常或心悸等主要症状和体征。

5. 脊髓损伤型：临床表现为下肢运动障碍、知觉麻痹，出现病理反射，腱反射异常，肌肉萎缩，膀胱、直肠功能障碍等。

二、疗效标准

1. 临床治愈：疼痛消失，功能恢复正常。
2. 临床好转：疼痛明显减轻，功能基本正常。

三、治疗要点

（一）第一治疗方案

临床主要针对Ⅰ型颈部软组织损伤型和Ⅲ型椎基底动脉型。
1. 主穴：颈痛穴。

< 65 >

2. 疗程

①轻者，每日1次，7天为1个疗程。

②重者，每日1次，21天为1个疗程。

（二）第二治疗方案

临床主要针对颈神经根损伤型、自主神经症状型和脊髓损伤型。

1. 主穴：肩痛穴、颈痛穴、膝痛穴、踝痛穴。

2. 疗程

①轻者，每日1次，30天为1个疗程。

②重者，每日1次，3个月为1个疗程。

四、预防与预后

1. 预防：外伤性颈部综合征发病初期需卧床休息，待疼痛缓解后可带围领起床。慢性恢复期可进行颈部功能康复训练。治疗过程中还需调节情志，心情开朗。

2. 预后：一般性挥鞭式损伤愈合较快，如果损伤累及椎间盘，则愈合较慢，且不能完全愈合，易残留有慢性颈痛。脊髓损伤严重者，预后差。

五、注意要点

1. 急性期及有脊髓症状者绝对不能在局部进行针灸按摩、理疗封闭等机械性治疗，防止外力刺激增加炎症与水肿。

2. 急性期绝对不能进行功能锻炼，防止增加新的炎症与水肿。

3. 轻度外伤性颈部综合征患者，首先选择第一治疗方案。

4. 重度外伤性颈部综合征患者，可选用第二治疗方案。

第四节　颈肌筋膜综合征

颈肌筋膜综合征为临床常见病之一。是指源于颈肩部肌肉、筋膜、韧带、肌腱等结缔组织的疼痛综合征。本病无明显器质性改变，呈间歇发作，临床可自愈。颈肌筋膜综合征的发病与职业因素、环境因素等有关。男女均可发病，以女性为多见，比例约为1∶4，多见于中年以上。

< 66 >

一、诊断要点

1. 有慢性劳损或风寒湿冷病史。

2. 项背及肩部疼痛，常可因劳累或着凉受寒而加重。

3. 颈项部及肩背部可触及激痛点，甚则可激惹远处部位的传导性疼痛。

4. 颈肌痉挛，颈部活动受限。

5. 颈椎 X 光片检查无异常。

6. 排除颈椎病、寰枢关节半脱位、颈椎结核、颈椎间盘脱出等。

二、疗效标准

1. 临床治愈：疼痛消失，功能恢复正常。

2. 临床好转：疼痛明显减轻，功能基本正常。

三、治疗要点

（一）第一治疗方案

1. 主穴：颈痛穴。

2. 疗程

①轻者，每日 1 次，7 天为 1 疗程。

②重者，每日 1 次，21 天为 1 疗程。

（二）第二治疗方案

1. 主穴：肩痛穴、颈痛穴。

2. 疗程

①轻者，每日 1 次，7 天为 1 个疗程。

②重者，每日 1 次，30 天为 1 个疗程。

四、预防与预后

1. 预防：日常生活中应避免导致本症发生与复发的因素，如意外损伤、过劳、不正确的劳动姿势和睡眠姿势等。急性期应注意休息，急性期过后可做些轻柔活动。平日可针对性地进行颈部肌肉适度锻炼，增强肌肉的抗损伤

< 67 >

能力。

2. 预后：预后良好，一般治愈后可无任何后遗症状。

五、注意要点

1. 急性期绝对不能在局部进行按摩、理疗等机械性治疗，防止外力刺激增加炎症与水肿。

2. 急性期绝对不能进行功能锻炼，防止增加新的炎症与水肿。

3. 轻度颈肌筋膜综合征患者，首先选择第一治疗方案。

4. 重度颈肌筋膜综合征患者，可选用第二治疗方案。

第五节　颈　椎　病

颈椎病为临床常见病之一。治疗的方法比较多，特效方法比较少。颈椎病是指颈椎间盘退行性改变，刺激或压迫邻近组织引起的各种症状和体征的一组证候群，又称颈椎综合征。临床常表现为颈、肩臂、肩胛上背及胸前区疼痛，手臂麻木，肌肉萎缩，甚至四肢瘫痪等。临床根据症状和体征的不同，分为颈型、神经根型、脊髓型、椎动脉型、交感神经型五种类型。

一、诊断要点

1. 有慢性劳损或外伤史，或有脊椎先天性畸形、颈椎退行性病变。

2. 多发生于 40 岁以上中年人，工作和生活中长期低头者，多呈慢性发病。

3. 颈肩背部疼痛，头痛眩晕，颈部板硬，上肢麻木。

4. 颈部活动受限，病变颈椎棘突、患侧肩胛内上角常有压痛，可摸到条索状硬结。可伴有上肢肌力减弱和肌肉萎缩。

5. 臂丛牵拉试验和压头试验阳性。

6. 颈椎 X 光正位片显示钩椎关节增生，张口位可有齿状突偏斜，侧位片显示颈椎曲度变直、椎间隙变窄，有骨质增生或韧带钙化，斜位片可见椎间孔变小。CT、MRI 检查及肌电图检查等对定位诊断有意义。

7. 排除颈椎外其他病变。

< **68** >

二、疗效标准

1. 临床治愈：症状消失，功能恢复正常。
2. 临床好转：症状明显减轻，功能基本正常。

三、治疗要点

（一）第一治疗方案

1. 主穴：颈痛穴。
2. 疗程：每日 1 次，21 天为 1 个疗程。
3. 针对人群：发病时间短，症状轻，年龄 40 岁以下患者。

（二）第二治疗方案

1. 主穴：颈痛穴、肩痛穴。
2. 疗程：每日 1 次，30 天为 1 个疗程。

四、预防与预后

1. 预防：日常生活中应选用高度合适的枕头，避免因枕头过高或过低使颈部肌肉疲劳，颈曲变小或反张。在工作和生活中，不宜长期低头伏案或长期仰头看书和工作，同时还应避免颈部外伤的发生。

2. 预后：多数颈椎病患者预后良好，椎动脉型颈椎病患者和脊髓型颈椎病患者预后较差，如不积极治疗，有引起偏瘫、交叉瘫或终生残疾的可能。

五、注意要点

1. 急性期绝对不能在局部进行按摩、理疗等机械性治疗，防止外力刺激增加炎症与水肿。

2. 急性期绝对不能进行功能锻炼，防止增加新的炎症与水肿。

3. 轻度颈椎病患者，首先选择第一治疗方案。

4. 重度颈椎病患者，选用第二治疗方案治疗。临床伴有下肢症状者，可据情配臀痛穴、膝痛穴。

< 69 >

第六节　颈椎小关节紊乱症

颈椎小关节紊乱症亦属临床常见病之一。其病因多在扭转外力的作用下，超过了自身调控能力，发生侧面的微小移动，且不能自行复位而导致颈椎功能障碍等一系列症状。本病多见于中青年，年龄一般较轻，常因外伤、劳累或受凉等诱发，起病较急，治愈后容易复发。

一、诊断要点

1. 有颈部扭闪外伤史。

2. 起病急，颈部疼痛，个别病人可伴有双上肢麻木、无力等症状。

3. 颈部棘突或棘突旁压痛阳性。

4. 颈部活动受限，功能障碍。

5. 颈椎 X 光正位片显示颈椎侧凸，棘突偏离中线；侧位片可见颈椎生理弯度减少或消失，或生理前弯减少，甚至有后突，有时可见其棘突偏离中线。

二、疗效标准

1. 临床治愈：症状消失，功能恢复正常。

2. 临床好转：症状明显减轻，功能基本正常。

三、治疗要点

（一）第一治疗方案

1. 主穴：颈痛穴。

2. 疗程：症状轻，年龄小的病人，可采用每日 1 次，7 天为 1 个疗程。

（二）第二治疗方案

1. 主穴：颈痛穴、肩痛穴。

2. 疗程：症状重，时间长，年龄大的病人，可采用每日 1 次，21 天为 1 个疗程。

< 70 >

四、预防与预后

1. 预防：日常生活中应选用高度合适的枕头，避免因枕头过高或过低使颈部肌肉疲劳，颈曲变小或反张。在工作和生活中，不宜长期低头伏案或长期仰头看书和工作，同时还应避免颈部外伤的发生。

2. 预后：预后良好，一般治愈后可无任何后遗症状。

五、注意要点

1. 急性期绝对不能在局部进行按摩、理疗等机械性治疗，防止外力刺激增加炎症与水肿。

2. 急性期绝对不能进行功能锻炼，防止增加新的炎症与水肿。

3. 轻度颈椎小关节紊乱症患者，首先选择第一治疗方案。

4. 重度颈椎小关节紊乱症患者，可选用第二治疗方案。

< 71 >

第六章　平衡针治疗肩部常见病

第一节　肩部扭挫伤

打击或碰撞、牵拉、扭曲等外界因素使人体肩部软组织遭受损伤称为肩部扭挫伤。临床症状多为肩部肿胀、疼痛逐渐加重，局部片状钝性压痛。轻者 1 周内症状明显缓解，较重病例伴有组织部分纤维断裂或并发小的撕脱性骨折者，症状可迁延数周。

一、诊断要点

1. 有明显的外伤史。
2. 肩部肿胀、疼痛逐渐加重。
3. 皮下青紫，局部压痛阳性。
4. 肩关节活动功能受限。
5. X 线检查，肱骨、肩胛骨、锁骨及肩关节、肩锁关节、胸锁关节等结构无骨折或脱位现象。

二、疗效标准

1. 临床治愈：症状消失，功能恢复正常。
2. 临床好转：症状明显减轻，功能基本正常。

三、治疗要点

（一）第一治疗方案

1. 主穴：肩痛穴。
2. 疗程：每日 1 次，7 天为 1 个疗程。

（二）第二治疗方案

1. 主穴：肩痛穴、颈痛穴。

< **72** >

2. 疗程：症状比较重，时间长，体质差的病人可采用每日 1 次，21 天为 1 个疗程。

（三）第三治疗方案

1. 主穴：肩痛穴、臀痛穴。

单侧肩部疼痛时可选用健侧对应平衡穴位臀痛穴。

2. 疗程：特别重症患者，每日 1 次，21 天为 1 个疗程。

四、预防与预后

1. 预防：扭挫伤初期出现瘀肿时忌热敷，可用冷水、冰块、冰袋贴敷，以减轻疼痛和抑制患处出血。发病早期宜休息静养，约 2 周后开始活动。注意肩部保暖，忌受寒凉。

2. 预后：预后良好，一般治愈后可无任何后遗症状。

五、注意要点

1. 急性期绝对不能在局部进行按摩、理疗等机械性治疗，防止外力刺激增加炎症渗出。

2. 急性期绝对不能进行功能锻炼。

3. 轻度肩部扭挫伤患者，首先选择第一治疗方案。

4. 重度肩部扭挫伤患者，在经过第一治疗方案治疗效果不明显时可配合第二、三治疗方案以增强第一治疗方案的临床效果。

第二节　冈上肌肌腱炎

冈上肌肌腱炎为慢性劳损或损伤所致的无菌性炎症。以局限性疼痛和活动受限为主要表现。易继发冈上肌肌腱钙化。好发于 40 岁左右的中年人。常因劳损、外伤或感受风寒湿邪引起。

一、诊断要点

1. 发病与肩部外伤、劳损或感受风寒湿邪等因素有关。

2. 缓慢发病，肩部外侧渐进性疼痛。

< 73 >

3. 肱骨大结节处或肩峰下压痛阳性。"疼痛弧"试验阳性。

4. 肩关节 X 光片检查偶见冈上肌肌腱钙化、骨质疏松等。

5. 排除冈上肌腱断裂、肩袖损伤、肩锁关节损伤、粘连性肩关节滑囊炎等。

二、疗效标准

1. 临床治愈：症状消失，功能恢复正常。

2. 临床好转：症状明显减轻，功能基本正常。

三、治疗要点

（一）第一治疗方案

1. 主穴：肩痛穴。

2. 疗程：对发病时间短，症状轻，体质好的病人，每日 1 次，7 天为 1 个疗程。

（二）第二治疗方案

1. 主穴：肩痛穴、颈痛穴。

2. 疗程：对发病时间长，症状重，体质差的病人，每日 1 次，21 天为 1 个疗程。

（三）第三治疗方案

1. 主穴：肩痛穴、臀痛穴。

单侧肩部疼痛时可选用健侧对应平衡穴位臀痛穴。

2. 疗程：经临床治疗效果不甚理想的重症患者可采用第三方案，每日 1 次，21 天为 1 个疗程。

四、预防与预后

1. 预防：在运动及劳动中注意姿势，避免损伤。注意肩部保暖，忌受寒凉。

2. 预后：预后良好，一般治愈后可无任何后遗症状。

五、注意要点

1. 急性期绝对不能在局部进行按摩、理疗等机械性治疗，防止外力刺激增加炎症渗出。

2. 急性期绝对不能进行功能锻炼。

3. 轻度冈上肌肌腱炎患者，首先选择第一治疗方案。

4. 重度冈上肌肌腱炎患者，在经过第一治疗方案治疗效果不明显时可配合第二、三治疗方案以增强第一治疗方案的临床效果。

第三节　肱二头肌长头肌腱炎

肱二头肌长头肌腱炎是指肱二头肌长头的鞘内发生粘连，肌腱滑动发生障碍的一种病证。在临床上为常见的一种局限性病变。

一、诊断要点

1. 任何原因造成肱二头肌长头肌腱的急慢性炎症。

2. 肱二头肌腱鞘内充血、水肿、细胞浸润。

3. 重者造成纤维化、腱鞘增厚、粘连，使肱二头肌长头肌腱在鞘内的滑动发生障碍，主要影响患侧上肢的提物和外展功能。

4. X 线片提示无骨关节改变。

二、疗效标准

1. 临床治愈：症状消失，功能恢复正常。

2. 临床好转：症状明显减轻，功能基本正常。

三、治疗要点

（一）第一治疗方案

1. 主穴：肩痛穴。

2. 疗程：每日 1 次，21 天为 1 个疗程。

< 75 >

（二）第二治疗方案

1. 主穴：肩痛穴、颈痛穴。

2. 疗程：每日 1 次，21 天为 1 个疗程。

四、典型病例

例 1：急性肱二头肌长头腱鞘炎

顾某，男，21 岁，战士，1995 年 3 月 10 日就诊。主诉：右肩疼痛 1 周，追问病史在投弹时不慎扭伤肩部，疼痛难忍。检查肱二头肌长头处压痛（＋＋＋），肩关节活动度小，外展、后伸及旋转受限及疼痛。临床诊断：急性肱二头肌长头腱鞘炎。取穴肩痛穴、颈痛穴，每日 1 次，经治疗 1 个疗程，疼痛消失，能参加正常训练。

例 2：慢性肱二头肌长头肌腱鞘炎急性发作

王某，男，66 岁，1989 年 11 月 15 日就诊。主诉：右肩关节疼痛 3 年，受凉后加重 10 天。夜间甚痛，影响睡眠。检查肩关节粘连，僵冻肱二头肌腱处压痛（＋＋＋）。临床诊断：慢性肱二头肌长头肌腱鞘炎急性发作。取穴肩痛穴、颈痛穴、臀痛穴，每周 3 次，经治疗 1 个疗程，临床治愈。

五、预防与预后

1. 预防：日常生活中注意不要让肩关节特别是肱二头肌的过度疲劳损伤。注意防止受凉。

2. 预后：早期预后良好。

六、注意要点

1. 急性炎症期水肿期，不要在局部进行机械性治疗，防止加重炎症和水肿。

2. 炎症期水肿期绝对不能进行功能锻炼，防止加重炎症和水肿。

3. 避免受凉。

第四节　肱二头肌短头肌腱炎

肱二头肌短头肌腱炎是上肢肱二头肌腱短头和喙肱肌局部的无菌性炎症，

< 76 >

各种急慢性挫伤均可造成局部水肿、出血、纤维化、粘连，导致肩关节疼痛为主的外科疾病。

一、诊断要点

1. 外伤引起多在肘关节处于屈曲位，肱二头肌处于收缩时，外力将屈曲上肢过度外展和后伸，造成肱二头肌短头附着喙突然发生撕裂，继而出血、水肿等。

2. 一个月以上可出现肩关节粘连，引起上肢外展前屈后伸等活动受限。

3. 在喙突处有疼痛和明显的压痛点。

4. 劳损引起多见于肱二头肌短头肌腱的退行性改变，弹力减退、挛缩等，受凉是常见原因。

二、疗效标准

1. 临床治愈：症状消失，功能恢复正常。

2. 临床好转：症状明显减轻，功能基本正常。

三、治疗要点

（一）第一治疗方案

1. 主穴：肩痛穴。

2. 疗程：每日 1 次，21 天为 1 个疗程。

（二）第二治疗方案

1. 主穴：肩痛穴、颈痛穴。

2. 疗程：每日 1 次，21 天为 1 个疗程。

四、典型病例

赵某，男，19 岁，战士，1992 年 8 月 12 日就诊。主诉：右肩关节疼痛半小时。检查肱二头肌腱，附着处压痛（＋＋＋）。追问病史，在训练擒拿格斗时不慎将肩关节扭伤。临床诊断：急性肱二头肌短头肌腱炎。取穴肩痛穴、颈痛穴，经 1 次治疗，疼痛消失。

< 77 >

五、预防与预后

1. 预防：平时注意保护肩关节，尤其是抬、搬、拿东西的角度，力度不要超过肩关节的承受能力，避免过度疲劳，注意不要受凉。

2. 预后：早期预后良好。

六、注意事项

1. 炎症期水肿期，禁止肩关节各种功能锻炼，以免增加局部炎症与水肿。

2. 注意防寒保暖。

3. 炎症期水肿期严禁在局部进行机械性治疗，以免增加局部炎症与水肿。

第五节　肩袖损伤

肩袖损伤是指因累积性损伤导致肩袖肌腱变脆，弹性和伸展性降低，以至在轻微外力的作用下即可造成肩袖挫伤甚至完全性肌腱断裂。当肩袖破裂时，肩关节疼痛和外展活动受限，患者自觉有撕裂响声，局部肿胀。伤后局部疼痛多限于肩顶，时有向三角肌止点部放射痛，夜间疼痛加重，不能卧向患侧，严重者影响睡眠。休息后症状减轻。由于疼痛和肌肉紧张而影响肩关节活动。

一、诊断要点

1. 有肩部损伤史。

2. 肩前方疼痛。

3. 肱骨大结节近侧或肩峰下区域压痛阳性。

4. 举臂困难，肩肱关节内有摩擦音。

5. 臂坠落试验或撞击试验阳性。

6. 排除肱二头肌长头肌腱断裂、肩周炎、冈上肌肌腱炎。

二、疗效标准

1. 临床治愈：症状消失，功能恢复正常。

2. 临床好转：症状明显减轻，功能基本正常。

< **78** >

三、治疗要点

（一）第一治疗方案

1. 主穴：肩痛穴。

2. 疗程：每日 1 次，7 天为 1 个疗程。

（二）第二治疗方案

1. 主穴：肩痛穴、颈痛穴、臀痛穴。

单侧肩部疼痛时可选用健侧对应平衡穴位臀痛穴。

2. 疗程：每日 1 次，21 天为 1 个疗程。

四、典型病例

周某，男，18 岁，战士，2002 年 7 月 8 日就诊。主诉：右侧肩痛 3 天。检查：上举 150 度，外展活动受限，肱骨结节处肩峰下区压痛阳性。病史调查，在军事训练中不慎将肩关节摔伤。取穴肩痛穴、颈痛穴，即刻疼痛缓解。连续治疗 1 周，临床治愈。

五、预防与预后

1. 预防：日常生活中避免肩部负重，避免做重复受伤机制的动作。注意肩部及肩袖肌的锻炼。

2. 预后：预后与损伤情况有关，撕裂越小，恢复越好，一般治愈后可无任何后遗症状。

六、注意要点

1. 急性期绝对不能在局部进行按摩、理疗等机械性治疗，防止外力刺激增加炎症渗出。

2. 急性期绝对不能进行功能锻炼。

3. 轻度肩袖损伤患者，首先选择第一治疗方案。

4. 重度肩袖损伤患者，在经过第一治疗方案治疗效果不明显时可配合第二治疗方案以增强第一治疗方案的临床效果。

< 79 >

第六节　肩关节周围炎

肩关节周围炎为肩关节周围软组织的一种退行性炎症性病变，俗称"冻结肩""五十肩"。一般认为本病与肩关节劳损、外伤、外感风寒有关。本病属于医学的"肩痹""漏肩风"范畴。

一、诊断要点

1. 发病年龄多为中老年人，多继发于肱二头肌腱炎或上肢创伤。

2. 肩关节疼痛多以钝痛、隐痛为主，并有逐渐加重趋势，夜间尤甚。局部压痛多见于肱二头肌腱，肩后小圆肌附着处。

3. 上肢活动受限，以肩关节上举、外展、内旋、后伸时明显，严重时生活不能自理。

4. 后期三角肌、冈上肌、冈下肌可出现不同程度的萎缩。

5. X线检查，早期无异常征象，晚期病人可见骨质疏松、冈上肌腱钙化或大结节处有密度增高。

二、疗效标准

1. 治愈：临床症状消失，肩关节功能完全或基本恢复正常，生活自理并能参加工作。

2. 好转：临床症状减轻，疼痛压痛好转，肩关节功能改善。

三、治疗要点

（一）第一方案

1. 主穴：肩痛穴。

2. 疗程：每日1次，7天为1个疗程。

（二）第二方案

1. 主穴：肩痛穴，颈痛穴。

2. 疗程：每日1次，21天为1个疗程，一般治疗1～2个疗程。

< 80 >

（三）第三方案

1. 主穴：肩痛穴，颈痛穴，臀痛穴。单侧肩部疼痛时可选用健侧对应平衡穴位臀痛穴。

2. 疗程：每日 1 次，21 天为 1 个疗程，一般治疗 3～6 个疗程。

四、典型病例

例 1：单纯性肩周炎

张某，女，21 岁，某部战士，1993 年 6 月 15 日就诊。主诉：肩痛 3 天，追问病史有淋雨受凉史，继而逐渐加重，夜间尤甚。查右侧肩关节压痛阳性。临床诊断：单纯性肩周炎。取穴肩痛穴、颈痛穴。经 1 次治疗，症状明显减轻。连续治疗 5 次，临床症状消失。

例 2：外伤性肩周炎

赵某，男，19 岁，某部战士，1992 年 7 月 12 日训练场就诊。主诉：在跳 400 米障碍时肩关节摔伤。检查肩关节活动受限，局部压痛（＋＋），未见明显红肿，诊断为外伤性肩周炎。取穴肩痛穴，经 7 次治疗，疼痛消失，功能恢复正常。

例 3：继发性肩周炎

刘某，男，54 岁，干部，1999 年 3 月 6 日就诊。主诉：左侧肩关节疼痛 6 个月。经封闭、推拿、理疗等治疗时轻时重。病人自述肩关节酸痛、肿痛、向上臂放射痛，夜间尤甚，不能入睡。查：左肱二头肌腱及肩后小圆肌附着处压痛（＋＋＋），左三角肌轻度萎缩，X 线检查颈椎 5、6、7 椎体增生。临床诊断：继发性肩周炎、根型颈椎病。取穴肩痛穴、颈痛穴，每日 1 次，连续治疗 20 次，疼痛消失，功能恢复正常。

五、预防与预后

1. 预防

（1）预防外伤，特别是青少年更要注意保护自己。

（2）预防受凉，特别是中老年人进入生理性衰老期要注意保护自己，不要受风寒湿冷的侵袭。

（3）预防过度疲劳，特别是从事体力劳动者，一定要掌握一个度，要了解肩关节的承受能力。

2. 预后：治愈后只要自己能够注意以上 3 点，就可以防止肩周炎的复发。

六、注意要点

1. 在炎症期水肿期绝对不能进行功能锻炼，以免加重局部炎症与水肿。恢复期可以进行合理的功能锻炼。

2. 在炎症期水肿期严禁在局部进行机械性治疗。

3. 避免受凉。

七、按语

肩关节周围炎是中老年常见病之一，临床上主要要与冠心病、胆囊炎或根型颈椎病区别。反应的症状是以肩部神经痛为主，夜间痛甚，肩关节粘连，肌肉萎缩给病人带来极大痛苦。

第七节　肩胛肋骨综合征

肩胛肋骨综合征又称肩胛骨脊椎间疼痛，是指肩胛胸壁关节（肩胛骨和胸廓之间）的活动不协调，导致双侧肩胛骨之间的三角区疼痛，同侧颈和手臂发生疼痛，并向颈部及手部放射。

一、诊断要点

1. 肩胛骨间疼痛，进行性加重，并向同侧头枕部、肩臂部、前胸壁等处放射。

2. 肩胛角内上角的上、下方压痛阳性，并伴有颈、枕、胸、臂及手部放射痛。压迫压痛点时可诱发或加重放射痛。

3. 化验室检查和 X 线检查，排除肺、肩胛骨、脊椎和肋骨的病变。

二、疗效标准

1. 治愈：症状消失，功能正常。

2. 好转：症状减轻，功能好转。

< 82 >

三、治疗要点

（一）第一治疗方案

1. 主穴：肩痛穴。

2. 疗程：每日 1 次，21 天为 1 个疗程。

（二）第二治疗方案

1. 主穴：肩痛穴，颈痛穴，胸痛穴。

2. 疗程：每日 1 次，21 天为 1 个疗程。

四、典型病例

钱某，女，45 岁，干部。2005 年 3 月 8 日就诊。主诉：颈背部、肩胛部疼痛 3 个月。检查：颈肩部、肩胛部、肩胛内侧压痛阳性，X 线检查未见异常。临床诊断为肩胛肋骨综合征。取穴颈痛穴、肩痛穴、胸痛穴，1 次见效，隔日 1 次，治疗 20 次，临床症状消失。

五、预防与预后

1. 预防：肩胛肋骨综合征患者应以静制动，多注意休息，避免受凉。

2. 预后：预后良好，治愈后一般无任何后遗症状。

六、注意要点

1. 急性期绝对不能在局部进行按摩、理疗等机械性治疗，防止外力刺激增加炎症渗出。

2. 急性期绝对不能进行功能锻炼。

3. 轻度肩胛肋骨综合征患者，首先选择第一治疗方案。

4. 重度肩胛肋骨综合征患者，可选用第二治疗方案。

第八节　菱形肌损伤

该病多发生于青壮年，多因颈部突然后伸，两上肢突然上举等动作而致伤，遇颈部旋转或后伸时疼痛加重，在患侧肩胛骨内侧缘和下角下缘有明显

< 83 >

压痛。本病属于中医学的"伤筋"范畴。

一、诊断要点

1. 有菱形肌损伤史。

2. 患肢上举时引起疼痛加剧。

3. 伤后多为单侧颈部酸痛，有负重感，其疼痛由背部向颈部放散。

4. 深呼吸、咳嗽、打喷嚏时疼痛加剧。患者颈部呈强直状。

二、疗效标准

1. 治愈：症状消失，功能恢复正常。

2. 好转：症状和功能均改善。

三、治疗要点

（一）第一治疗方案

1. 主穴：颈痛穴。

2. 疗程：每日 1 次，21 天为 1 个疗程。

（二）第二治疗方案

1. 主穴：颈痛穴，肩痛穴，胸痛穴。

2. 疗程：每日 1 次，21 天为 1 个疗程。

四、典型病例

尚某，男，36 岁，部队干部，1995 年 3 月 16 日初诊。主诉：颈肩部、背部酸痛间断 6 个月。检查右侧肩胛骨内侧压痛（＋＋）。自述遇冷、疲劳、咳嗽、打喷嚏时疼痛加重。临床诊断为菱形肌损伤。取胸痛穴、颈痛穴，每周 3 次，经连续治疗 3 个月，临床治愈。

五、预防与预后

1. 预防：调节心理，保持心理平衡，以静制动，避免外伤诱发。

2. 预后：预后良好。

< **84** >

六、注意要点

1. 运动锻炼要有度。

2. 炎症期水肿期严禁在局部进行机械性治疗。

3. 轻症患者可选用第一治疗方案，重症患者可选用第二治疗方案。

第九节　冈上肌损伤

本病好发于中年以上从事摔跤、抬重物或其他轻重体力劳动者，损伤的部位多在冈上肌起点，使冈上肌的血液循环减慢，同时使冈上肌细胞活力下降，pH 值增高。冈上肌受肩胛上神经支配，肩胛上神经来自臂丛神经的锁骨上支，受颈 5、6 脊神经支配，所以颈 5、6 脊神经受压迫，也可导致冈上肌疼痛不适。

一、诊断要点

1. 多见于中年以上体力劳动者。

2. 有外伤史。

3. 在冈上肌两头肌腱或肌腹处有压痛点。

4. 肩疼痛活动受限范围主要发生于肩外展至 60 度～120 度之间，可使压痛点处疼痛加剧。

5. X 线检查，发病长及症状重者，可见冈上肌腱局部有钙化影。

6. 与肩周炎鉴别

（1）肩周炎发病年龄一般都在 50 岁左右；而冈上肌损伤可以发生在成年人的任何年龄阶段。

（2）肩周炎在肩部压痛点多，不止一个；而冈上肌损伤在肩部的压痛点只有肱骨大结节处一个。

（3）肩周炎关节本身活动多少有些受限；冈上肌损伤，肩关节本身功能无任何影响。

以上三点可与肩周炎鉴别。

7. 与神经根型颈椎病鉴别

（1）神经根型颈椎病者痛且多有麻木，并向上肢放射达手指；冈上肌损伤仅肩部疼痛，很少麻木。

（2）冈上肌损伤有明显的外伤史；神经根型颈椎病多无明显的外伤史。

（3）神经根型颈椎病颈椎棘突旁多有明显压痛点；冈上肌损伤在颈椎棘突旁多无压痛点。

二、疗效标准

1. 治愈：疼痛消失，冈上肌活动自如。

2. 好转：症状减轻，功能改善，冈上肌活动有轻微压痛。

三、治疗要点

（一）第一治疗方案

1. 主穴：颈痛穴。

2. 疗程：每日 1 次，7 天为 1 个疗程。

（二）第二治疗方案

1. 主穴：颈痛穴，肩痛穴。

2. 疗程：每日 1 次，21 天为 1 个疗程。

四、典型病例

王某，男，46 岁，北京郊区农民，肩部疼痛 1 个月，影响劳动，曾服止痛药、针灸理疗等效果欠佳，1991 年 10 月 15 日经人介绍来我科治疗。自述干活时不慎引发肩痛，检查冈上肌压痛（＋＋），上举 90 度时肩痛加重。临床诊断冈上肌损伤。取穴肩痛穴、颈痛穴，每周 3 次，经治疗 10 次，临床治愈。

五、预防与预后

1. 预防：掌握好肩关节部位功能对外力的承受能力。

2. 预后：预后良好。

六、注意要点

1. 炎症期水肿期严禁在局部进行机械性治疗，防止增加新的炎症与水肿。

< **86** >

2. 炎症期水肿期不要进行人为的功能锻炼。待炎症期水肿期后可以配合一定的功能锻炼。

第十节　冈下肌损伤

冈下肌损伤是肩部软组织疾病的一种，多发于青年、中年人，患者常诉在肩胛冈下有钻心样疼痛，影响肩关节活动，尤其肩外展困难。

一、诊断要点

1. 有外伤史。
2. 在冈下窝及肱骨大结节处有明显压痛。
3. 上肢活动受限。

二、疗效标准

1. 治愈：症状消失，肩关节活动自如。
2. 好转：症状改善，功能减轻。

三、治疗要点

（一）第一治疗方案

1. 主穴：肩痛穴。
2. 疗程：每日 1 次，21 天为 1 个疗程。

（二）第二治疗方案

1. 主穴：肩痛穴，颈痛穴。
2. 疗程：每日 1 次，21 天为 1 个疗程。

四、典型病例

邹某，男，53 岁，北京某中学教师，1993 年 6 月 18 日就诊。肩关节疼痛 3 个月，曾服跌打丸止痛药，并行针灸、按摩理疗等，症状时重时轻，近日来夜间疼痛不能入睡，检查冈下窝肱骨大结节压痛（＋＋），肩关节上举 90

< 87 >

度肩痛加重。临床诊断为冈下肌损伤。取穴肩痛穴，配穴颈痛穴，每周 1 次，连续治疗 21 次，疼痛缓解，每周 3 次，巩固 10 次，临床治愈。

五、预防与预后

1. 预防：提高对疾病形成的病因认识，主动去预防疾病的发生。

2. 预后：一般预后良好。

六、注意要点

1. 忌超负荷拿东西、提东西、抬东西、扛东西。

2. 炎症期水肿期避免功能锻炼，防止加重炎症。

3. 炎症期水肿期不要在局部进行机械性治疗。

第十一节　臂丛神经炎

臂丛神经炎是指非损伤性臂丛神经病。病因不明，多见于成年人。因风寒感冒后引起的急性或亚急性感染所致。临床表现为臂丛神经本身或周围病变所引起的患侧颈根部及肩背部疼痛为主要症状的证候群。

一、诊断要点

1. 病前可有外感、手术或疫苗接种史。无牵引、贯通伤或压迫史。

2. 发病急，突然发生一侧（少数为双侧）肩胛及上肢的剧烈疼痛，锁骨上下窝及腋窝等处可有明显压痛。1～2 周后疼痛逐渐消失。肩、上臂外侧和前臂桡侧感觉减退。肱二头肌、三头肌肌腱反射减弱或消失。

3. 逐渐出现明显的肩胛肌无力、萎缩。

4. 脑脊液蛋白可有轻度增高，肌电图显示神经源性损害。肌肉活检可见少数病人出现有轴突变性和节段性脱髓鞘炎。但远端无损害或损害较轻。

二、疗效标准

1. 治愈：疼痛消失，肌力恢复正常。

2. 好转：疼痛消失或减轻，肌力改善。

< 88 >

三、治疗要点

（一）第一治疗方案

1. 主穴：肩痛穴。
2. 疗程：每日 1 次，21 天为 1 个疗程。

（二）第二治疗方案

1. 主穴：肩痛穴、颈痛穴。
2. 疗程：每日 1 次，21 天为 1 个疗程。

四、典型病例

严某，男，41 岁，干部，1989 年 11 月 23 日就诊。主诉：左肩关节剧痛 1 周，经对症治疗效果不佳。检查病人上肢不敢上举、外展，疼痛加剧，锁骨上下窝轻度压痛。X 光片检查未见异常。临床诊断为臂丛神经炎。取穴肩痛穴、颈痛穴、心病穴、肝病穴。经 1 次治疗，当时病人疼痛缓解，经连续治疗 2 个疗程，临床治愈。

五、预防与预后

1. 预防：预防受凉感冒、颈肩部外伤。加强体质锻炼，提高机体的抗病能力。
2. 预后：预后良好。

六、注意要点

1. 对伴有原发病者，应及时治疗原发病。
2. 急性期尽量避免局部按摩及功能锻炼。
3. 轻型病例数周内症状开始改善，数月内临床恢复。重型病例病程有的长达数年，但坚持治疗均可治愈。

七、按语

臂丛神经主要支配上肢的感觉和运动。臂丛神经炎是由其所组成的神经根、神经索和神经干的病变引起。其病因有人认为与针刺注射间接感染和变态反应有关。病理改变为轴索变性和节段性脱髓鞘性变。对该病的治疗除用

< 89 >

主穴以外，还可配合提免穴、感冒穴、胃痛穴、头痛穴等。

第十二节　前斜角肌综合征

前斜角肌综合征是指前中斜角肌因发生痉挛肥厚或解剖变异等改变，致使臂丛神经和锁骨下动脉神经、血管束受压引起的证候群。为臂丛神经痛常见病之一，多见于青年女性。本病属于中医学的"痹证"范畴。中医认为，多因外伤、劳损或风寒湿邪所致。

一、诊断要点

1. 起病缓慢，主要表现为从肩颈开始，向患臂及手掌的尺侧放射性疼痛和感觉异常。

2. 上肢伸直、外展时疼痛加剧。

3. 尺神经分布区(手臂尺侧)可有感觉障碍,晚期可出现肌力减退及肌萎缩。

4. 病因多见臂丛神经与锁骨下动静脉在前中斜角肌或第一肋骨锁骨间狭窄区被压所致。

5. 手部因锁骨下血管受累，经常出现发作性发凉、苍白或青紫，患肢桡动脉搏动减弱，上举过顶时更加明显。

6. 肌电图检查尺神经传导速度减慢，常有手尺侧感觉减退，严重者可有骨间肌，小鱼际肌萎缩。

7. 臂丛牵拉试验阳性。

8. 高举患肢症状减轻，用力向下牵拉患肢症状加重。

二、疗效标准

1. 治愈：临床症状消失，功能恢复。
2. 好转：临床症状改善，功能部分恢复。

三、治疗要点

（一）第一治疗方案

1. 主穴：肩痛穴。

< 90 >

2. 疗程：每日 1 次，21 天为 1 个疗程。

（二）第二治疗方案

1. 主穴：肩痛穴，颈痛穴，肘痛穴。

2. 疗程：每日 1 次，21 天为 1 个疗程。

四、典型病例

孙某，女，29 岁，干部，1996 年 6 月 18 日就诊。主诉：右侧颈肩部疼痛 1 周。检查外展疼痛加重，局部压痛明显，并向患肢放射，握力减弱。追问病史有疲劳外伤史。临床诊断为前斜角肌综合征。取穴肩痛穴、颈痛穴，经 1 次治疗疼痛缓解，连续治疗 1 个疗程临床治愈。

五、预防与预后

1. 预防：上臂不要做超负荷劳动，避免受凉。

2. 预后：一般预后尚可。

六、注意要点

1. 禁止功能锻炼，以利局部炎症水肿吸收。

2. 注意防止局部受凉。

第十三节　三角肌滑囊炎

三角肌下滑囊亦称肩峰下滑囊，肩关节周围有许多滑液囊，其中最大者为肩峰下滑囊和三角肌下滑囊。外伤和劳损均可继发肩峰下滑囊的非特异性炎症，临床上以冈上肌腱炎引起本症为多。临床表现为肩外侧举动时疼痛，并从肩峰下放射至三角肌止端，影响肩关节外展、外旋、内收等功能。本病属于中医学的"漏肩风"等范畴。

一、诊断要点

1. 有外伤和劳损史。

2. 急性发作期，肩关节广泛疼痛，活动受限，活动则加重其疼痛。由于滑囊充血、水肿，则可在肩关节前方触及肿胀的滑囊。压痛点位于肩峰下，如果滑囊肿胀，则整个肩部均有压痛。

3. 慢性发作期，疼痛部位不在肩关节而在三角肌止点处。如果肩外展位时肱骨大结节进入肩峰，则压痛不明显。

4. 在肩峰下滑囊下缘，有摩擦音或弹响声。

5. 早期可出现冈上肌、冈下肌肌肉萎缩，晚期可出现三角肌萎缩。

6. 本病在 X 片上检查多为阴性，但若滑囊钙化时，可有钙化阴影显示。

二、疗效标准

1. 治愈：临床症状消失，功能正常。

2. 好转：临床症状减轻，功能改善。

三、治疗要点

（一）第一治疗方案

1. 主穴：肩痛穴。

2. 疗程：每日 1 次，21 天为 1 个疗程。

（二）第二治疗方案

1. 主穴：肩痛穴，颈痛穴，臀痛穴。

2. 疗程：每日 1 次，21 天为 1 个疗程。

四、典型病例

孙某，男，20 岁，战士，1993 年 4 月 12 日就诊。主诉：左肩关节疼痛 3 天。追问病史，在军事训练跳跃障碍时不慎将左肩关节摔伤。检查肩前部红肿，压痛（＋＋＋）。诊断为三角肌滑囊炎。取穴肩痛穴、颈痛穴，经 1 次治疗，疼痛缓解。连续治疗 21 次，临床治愈。

五、预防与预后

1. 预防：提高自我防御能力，避免外伤和内源性损伤。

2. 预后：一般预后尚可。

< 92 >

六、注意要点

1. 禁止功能锻炼，减少剧烈活动。

2. 防止受凉，减少环境诱发因素。

第十四节　肱骨外上髁炎

肱骨外上髁炎又称网球肘或肱桡滑囊炎。是肘关节肱骨外上髁附着部伸肌群因外伤、劳损引起的无菌性炎症。伴有伸腕和前臂旋转功能障碍的粘连和纤维变性，多见于中年人，常见于手工操作者，如厨师或乒乓球、网球运动员等。本病属于医学的"肘痛""肘劳"范畴。

一、诊断要点

1. 发病缓慢，常与前臂反复用力有关。

2. 肘关节外侧疼痛，肱骨外上髁伸肌群附着处压痛，肘关节活动正常。

3. 写字、握拳、腕关节背伸抗阻力或提重物时疼痛加重。

4. 检查时肘关节外观无红肿，仅有局限性压痛。

二、疗效标准

1. 治愈：疼痛及压痛消失，功能恢复正常。

2. 好转：临床症状基本消失，功能改善。

三、治疗要点

（一）第一治疗方案

1. 主穴：肘痛穴。

2. 疗程：每日 1 次，21 天为 1 个疗程。

（二）第二治疗方案

1. 主穴：肘痛穴，膝痛穴。单侧肘痛时可选用健侧平衡穴位膝痛穴。

2. 疗程：每日 1 次，21 天为 1 个疗程。

四、典型病例

例1：王某，女，46岁，工程师，1994年11月4日就诊。主诉：右肘关节疼痛2年余，患手持物受限，活动疼痛加重，经多次封闭及理疗等治疗效果不甚理想，故来诊。检查肱骨外上髁伸肌群附着处压痛（＋＋＋），网球肘试验阳性。诊断为右侧网球肘。取穴肘痛穴，经1次治疗，病人自述疼痛减轻，经1个疗程治疗疼痛消失，功能恢复正常。

例2：日本外宾，松下工程师，男，38岁，1992年8月15日就诊。主诉：右肘关节疼痛2天。追问病史，因打羽毛球所致，影响上肢功能。X光拍片未见异常。诊断为右网球肘。取穴肘痛穴，经1次治疗临床治愈。

五、预防与预后

1. 预防：提高自我防护意识，避免外伤，长时间上臂工作时注意劳逸结合。

2. 预后：预后良好。

六、注意要点

1. 禁止功能锻炼，提供炎症水肿吸收条件。

2. 避免受凉。

3. 恢复期防止上肢超负荷工作。

第十五节　肱骨内上髁炎

肱骨内上髁炎又称"高尔夫球肘"。是肱骨内上髁前臂屈肌腱附着处的集叠性损伤所产生的慢性无菌性炎症。多见于反复做屈腕、伸腕、前臂旋前的动作使前臂屈腕肌群牵拉引起慢性损伤的学生、钳工、炉工等。本病属于中医学的"肘痛"、"肘劳"范畴。

一、诊断要点

1. 起病缓慢，可无外伤史。

< **94** >

2. 早期肱骨内上髁部位疼痛，局部酸痛无力，在做屈伸腕关节或前臂旋前动作时症状更加明显。

3. 炎症期水肿期可出现持续性疼痛，并向内侧前臂放射。

4. 检查可见肱骨内上髁部、尺侧屈腕肌压痛阳性，抗阻力屈腕试验阳性。

二、疗效标准

1. 治愈：疼痛及临床症状消失，功能恢复正常。

2. 好转：疼痛及临床症状基本消失，功能改善。

三、治疗要点

（一）第一治疗方案

1. 主穴：肘痛穴。

2. 疗程：每日 1 次，21 天为 1 个疗程。

（二）第二治疗方案

1. 主穴：肘痛穴，膝痛穴。单侧肘痛时可选用健侧平衡穴位膝痛穴。

2. 疗程：每日 1 次，21 天为 1 个疗程。

四、典型病例

例 1：魏某，女，16 岁，学生，1992 年 5 月 16 日就诊。主诉：右肘关节酸痛 1 周。检查：肱骨内上髁及尺侧腕屈肌明显压痛。诊断为肱骨内上髁炎。取穴肘痛穴、膝痛穴，10 次治愈。

例 2：英籍外宾，男，45 岁，1992 年 7 月 18 日就诊。主诉：右侧肘关节隐痛 2 周，加重 2 天。检查：肱骨内上髁部压痛（＋＋＋），做抗阻力屈腕试验阳性，局部可见轻度浮肿。诊断为肱骨内上髁炎。取穴膝痛穴、肘痛穴，连续治疗 1 个疗程临床治愈。

五、预防与预后

1. 预防：提高自我防护意识，避免外伤，长时间上臂工作时注意劳逸结合。

2. 预后：预后良好。

六、注意要点

1. 禁止功能锻炼。

2. 避免受凉。

3. 防止超负荷劳动，减少诱发因素。

第十六节　桡骨茎突部狭窄性腱鞘炎

本病是由外伤或劳损后腱鞘发生纤维性病变使肌腱在腱鞘内活动受阻而引起的无菌性炎症。根据发病的具体部位分为桡骨茎突部狭窄性腱鞘炎、指屈肌腱鞘炎、桡侧伸腕肌腱周围炎。多发生于长期从事腕与掌指活动工作的30～60岁的女性。

一、诊断要点

1. 腕部用力或提物时疼痛，呈进行性加重或向手、肘或肩部放射，桡骨茎突处压痛，可摸到硬结。

2. 拇指明显无力，以至失去正常功能，拇指运动时可有摩擦感或弹响，被动屈曲疼痛加剧。

3. 腕及拇指向尺侧方向运动受到明显限制，若向尺侧方向运动则疼痛加重。

4. 早期局部轻度肿胀，后期显得突出。

5. 握拇尺偏试验阳性。

二、疗效标准

1. 治愈：疼痛消失，功能恢复。

2. 好转：临床症状基本消失，功能改善。

三、治疗要点

（一）第一治疗方案

1. 主穴：腕痛穴。

2. 疗程：每日 1 次，21 天为 1 个疗程。

（二）第二治疗方案

1. 主穴：腕痛穴，踝痛穴。单侧腕痛时可选用健侧平衡穴位踝痛穴。

2. 疗程：每日 1 次，21 天为 1 个疗程。

四、典型病例

徐某，女，46 岁，工人，1990 年 10 月 23 日就诊。主诉：右侧腕关节桡侧突起疼痛 1 个月。检查局部压痛阳性，握拳尺偏试验阳性。诊断为桡骨茎突狭窄性腱鞘炎。取穴腕痛穴，1 次治疗疼痛缓解，连续治疗 1 个疗程临床治愈。

五、预防与预后

1. 预防：提高自我防护意识，避免外伤，长时间上臂工作时注意劳逸结合。

2. 预后：一般预后尚可。

六、注意要点

1. 禁止功能锻炼。

2. 避免受凉。

3. 防止超负荷劳动，减少环境诱发因素。

七、按语

腱鞘由深筋膜构成纤维层、滑膜层，分内、外层，是一种保护肌腱的滑囊，由脏层和壁层构成滑膜腔，所分泌的腱鞘液有保护肌腱，避免受到摩擦或压迫的作用。临床常见的有桡骨茎突部狭窄性腱鞘炎和屈指肌腱鞘炎。所以在治疗过程中还要配合休息，以利于功能的修复。

第十七节　腕管综合征

腕管综合征多因屈指肌腱腱鞘发炎、肿胀、增厚，导致腕管狭窄压迫腕

< 97 >

管内的正中神经引起手指麻木、刺痛。属于中医"痹症"范畴。临床上易与末梢神经炎、正中神经炎、风湿、癔症等混淆。

一、诊断要点

1. 多发生于中年妇女，有过腕关节劳损史或外伤史。

2. 早期症状为早晨或工作劳累后，感觉手指活动不便，掌指关节掌侧有局限性酸痛或疼痛。

3. 正中神经支配区三个半手指（拇指、食指、中指、无名指桡侧）感觉减退，触觉、痛觉、温觉异常，麻木刺痛，夜间加重，活动手腕后缓解。

4. 后期可出现大鱼际肌萎缩麻痹，拇指外展肌力差，对掌受限。

5. 屈腕试验掌屈90度，40秒后症状加重呈阳性。

6. 肌电图检查大鱼际肌可出现神经变性。

二、疗效标准

1. 治愈：握力正常，正中神经支配区感觉正常。

2. 好转：症状减轻，肌力感觉大部分恢复。

三、治疗要点

（一）第一治疗方案

1. 主穴：腕痛穴。

2. 疗程：每日1次，21天为1个疗程。

（二）第二治疗方案

1. 主穴：腕痛穴，踝痛穴。单侧腕管综合征时可选用健侧平衡穴位踝痛穴。

2. 疗程：每日1次，21天为1个疗程。

四、典型病例

崔某，女，44岁，干部，2001年11月17日就诊。主诉：右侧手指麻木、疼痛2年，时轻时重，尤以拇指、食指、中指更为明显。屈腕试验阳性，叩诊试验阳性。自诉：2年前有过腕关节外伤史。诊断为腕管综合征。取穴腕

< 98 >

痛穴、偏瘫穴，连续治疗 2 个疗程，临床治愈。

五、预防与预后

1. 预防：提高自我防护意识，避免外伤，长时间上臂工作时注意劳逸结合。

2. 预后：一般预后尚可。

六、注意要点

1. 避免用冷水洗手，减少寒冷刺激。

2. 避免超负荷工作。

3.3 个月内不要做重体力劳动，减少环境诱发因素。

第十八节 腕部创伤性滑膜炎

腕部创伤性滑膜炎是临床常见病之一，常因跌倒撑地或过度举托、旋转、拍击引起关节囊的滑膜充血、水肿，滑囊液分泌增多或合并腕关节周围韧带肌腱撕裂伤。本病属于中医学的"腕缝伤筋"范畴。

一、诊断要点

1. 有腕关节外伤史。

2. 局部可见有肿胀、疼痛和功能障碍。

3. 局部压痛阳性。

二、疗效标准

1. 治愈：临床症状消失，功能恢复正常。

2. 好转：临床症状基本消失，功能改善。

三、治疗要点

（一）第一治疗方案

1. 主穴：腕痛穴。

< 99 >

2. 疗程：每日 1 次，21 天为 1 个疗程。

（二）第二治疗方案

1. 主穴：腕痛穴，踝痛穴。单侧腕部创伤性骨膜炎时可选用健侧平衡穴位踝痛穴。

2. 疗程：每日 1 次，21 天为 1 个疗程。

四、典型病例

谢某，男，35 岁，助理员，1989 年 12 月 28 日就诊。主诉：右腕关节疼痛 1 天。检查可见腕关节局部肿胀，压痛（＋＋＋），伴有功能障碍。X 光拍片检查骨质未见异常。诊断为腕部创伤性滑膜炎。取穴腕痛穴、偏瘫穴，经 1 次治疗，自述疼痛明显减轻，同时配合中药药浴治疗，1 周后症状消失。

五、预防与预后

1. 预防：提高自我防护意识，避免外伤，长时间上臂工作时注意劳逸结合。

2. 预后：一般预后尚可。

六、注意要点

1. 禁止用凉水洗手，减少局部刺激。
2. 避免过度疲劳，防止上肢超负荷活动。

第十九节　屈指肌腱腱鞘炎

屈指肌腱腱鞘炎多发生于拇指、中指、无名指，临床尤以拇指多见，俗称"弹响指""扳机指"。多发生于持、握用力较多的运动员与手工劳动者。本病属于中医学的"伤筋"范畴。

一、诊断要点

1. 患者疼痛活动受限，严重时手指不能主动伸屈，需要在另一手的帮助扳动下才能伸或屈。

2.掌指关节掌侧压痛，可触及压痛结节，手指活动有时弹响，并有猛然伸直或屈曲现象。

3.检查掌骨头局部可触及结节在皮下滑动，压痛更甚。

二、疗效标准

1.治愈：疼痛消失，功能恢复正常。

2.好转：症状基本消失，功能改善。

三、治疗要点

（一）第一治疗方案

1.主穴：腕痛穴。

2.疗程：每日1次，21天为1个疗程。

（二）第二治疗方案

1.主穴：腕痛穴，踝痛穴。单侧屈指肌腱腱鞘炎时可选用健侧平衡穴位踝痛穴。

2.疗程：每日1次，21天为1个疗程。

四、典型病例

退休工人依拉（俄罗斯籍），1990年6月6日就诊。主诉：右手拇指于1970年卸大白菜时因外伤及过度疲劳加上受寒，使手指弯曲不能伸直。某医院检查诊断为屈指肌腱腱鞘炎，建议做手术治疗。由于害怕手术，二十年来一直未做手术。写字、用筷、刷牙、洗脸改为左手。取穴腕痛穴、偏瘫穴，治疗1次，顿时感到多年僵硬的右手松软了。在左手的帮助下屈曲的手指伸直了，经连续治疗6次，功能显著好转。

五、预防与预后

1.预防：提高自我防护意识，避免外伤，长时间上臂工作时注意劳逸结合。

2.预后：一般预后尚可。

< 101 >

六、注意要点

1. 禁止用冷水洗手。

2. 避免局部受凉。

3. 避免超负荷运动。

< 102 >

第七章　平衡针治疗腰部常见病

第一节　急性腰扭伤

急性腰扭伤俗称"闪腰岔气"，为临床常见的外科疾病。多因为用力不当或肌肉自身收缩力超过腰部软组织的弹性极限时，造成肌肉、韧带及筋膜的突然损伤，致使腰部疼痛活动受限。在临床上凡肋骨以下骶髂骨以上肌肉韧带闪挫扭伤均属急性腰扭伤范畴。

一、诊断要点

1. 多有明显的跌仆、闪挫外伤史。

2. 腰部一侧或双侧扭伤即时产生剧痛，也有伤后几个小时才出现疼痛。轻度扭伤疼痛尚可忍受，大多能够坚持工作，重度扭伤不敢直腰，行走困难，活动受限，咳嗽、大声讲话等腹部用力或被别人触碰时加剧。

3. 检查时腰部肌肉紧张，有明显的局部压痛（＋＋＋＋）。

4. X线拍片排除腰椎骨折。

5. 压痛点用1％普鲁卡因局部封闭，症状明显减轻或消失。

二、疗效标准

1. 治愈：腰痛症状消失，功能恢复正常。

2. 好转：腰痛症状消失，脊柱活动仍受限。

三、治疗要点

（一）第一治疗方案

1. 主穴：腰痛穴。

2. 疗程：每日1次，7天为1个疗程。

（二）第二治疗方案

1. 主穴：腰痛穴，臀痛穴。

2. 疗程：每日 1 次，7 天为 1 个疗程。

四、典型病例

例 1：梁某，男，47 岁，离休干部，1992 年 11 月 4 日在别人搀扶下前来就诊。自诉：昨日搬重物时不慎扭伤腰部。检查左侧腰肌紧张，压痛（＋＋＋），疼痛为持续性。X 光拍片未见骨质异常。诊断为急性腰扭伤。取穴腰痛穴，经 2 次治疗，患者脊柱活动自如，疼痛消失。

例 2：于某，男，21 岁，战士，1989 年 6 月 17 日就诊。主诉：腰痛 3 天。追问病史，在进行百米跳跃障碍时不慎扭伤，经服止痛片和按摩治疗，症状未见好转。检查腰 1～4 棘突两侧局部肌肉隆起，压痛明显（＋＋＋），腰部活动受限，前屈 15 度后伸 10 度，左右侧曲各 10 度，拉塞格征阳性，骨盆回旋试验阳性。诊断为急性腰扭伤。取穴腰痛穴，经 1 次治疗病人活动自如，经 5 次治疗疼痛完全消失。

五、预防与预后

1. 预防：提高自我保护意识，劳动、运动、活动时掌握好度与量。

2. 预后：预后良好。

六、注意要点

1. 急性期严禁功能锻炼。

2. 急性期严禁在局部进行机械性治疗。

第二节　慢性腰肌劳损

慢性腰肌劳损，一部分患者是由于急性腰扭伤未经及时与合理的治疗而形成慢性腰肌创伤性疤痕及粘连形成；另一部分患者可来自长期积累性创伤。大多与职业性体位有关，是以腰部酸困乏力疼痛为主的一种慢性疾病。本病属于中医学的"痹症"范畴。

< 104 >

一、诊断要点

1. 有长期腰部疼痛史，时轻时重呈反复发作。

2. 疼痛常与气候变化或劳损有关，休息保暖后症状减轻。

3. 一侧或两侧骶棘肌广泛压痛，腰部活动稍受限。

4. 腰腿部被动活动无明显功能障碍。

5. X 光拍片排除骨折与骨病变。

二、疗效标准

1. 治愈：症状消失，功能恢复。

2. 好转：腰痛减轻，功能改善。

三、治疗要点

（一）第一治疗方案

1. 主穴：腰痛穴。

2. 疗程：每日 1 次，21 天为 1 个疗程。

（二）第二治疗方案

1. 主穴：腰痛穴，提免穴。

2. 疗程：每日 1 次，21 天为 1 个疗程。

四、典型病例

张某，男，51 岁，农民，1990 年 12 月 7 日就诊。主诉：腰部疼痛 3 年，病人自述时轻时重，遇冷加剧，休息后减轻。检查腰椎两侧压痛，但无下肢放射痛。X 光拍片：腰 3～5 腰椎椎体轻度增生。诊断为慢性腰肌劳损。取穴腰痛穴、提免穴。经 1 次治疗，令病人活动腰部，疼痛减轻。连续治疗 1 个疗程，症状消失，临床治愈。

五、预防与预后

1. 预防：急性腰扭伤要彻底治愈，不要留下后遗症，防止腰肌疲劳，防

< 105 >

止受凉。

2. 预后：预后良好。

六、注意要点

1. 禁止功能锻炼和剧烈运动。

2. 局部保暖，避免受凉。

第三节　腰椎间盘突出症

腰椎间盘突出症好发于 20～45 岁的青壮年，开始椎间盘组织发生退行性改变，或纤维环变性而失去弹性，产生裂隙。尔后发展为两个腰椎之间或腰骶之间，在外力的作用下，使髓核在纤维环最薄处破裂突出，或破裂的纤维环本身向后侧方突出，压迫相应的神经根，引起坐骨神经或股神经痛。本病属于中医学的"痹症""腰痛"范畴。

一、诊断要点

1. 患者多为 20～40 岁青壮年男性，有外伤或慢性腰痛史，一侧或两侧下肢痛放射到小腿或足背外侧，活动或腹压增加时加重，压痛及叩击痛多在腰 4～5 或腰 5 骶 1 棘突旁，并放射至患肢。本病在卧床休息后减轻或消退，劳累后症状加重。

2. 查患侧传统腧穴，如大肠俞、环跳、委中、阳陵泉或承山穴周围也常有压痛，腰肌可有痉挛，直腿抬高试验及股神经牵拉试验阳性，膝跟腱反射减弱，指背伸无力，被压迫的神经根相应皮肤感觉减退。其他如屈颈试验、颈静脉压迫试验、挺腹加压试验以及俯卧屈膝试验均有助于本病的诊断。

3. X 线平片检查一般无明显改变，可有腰椎侧弯或腰椎生理曲度变直，偶有椎间隙变窄或椎体骨质增生。CT 检查有助于椎间盘突出症的诊断及定位。典型的表现为椎管被突出髓核组织充填，压迫马尾神经或神经根被挤压在侧隐窝内。

4. 中央型椎间盘脱出，两侧或一侧下肢放射性疼痛，可伴有大小便、性功能障碍及马鞍区感觉减退。马尾神经受压严重者可致双下肢感觉丧失及瘫痪。

< 106 >

5. 腰椎间盘突出症要与腰椎管狭窄症、椎管肿瘤、脊柱结核等相鉴别。腰椎管狭窄症多继发于腰椎间盘突出症、骨性关节炎等，常伴有间歇性跛行，蹲下、卧床可缓解，侧隐窝狭窄常有单侧神经受压症状，多见于 4～5 腰椎，必要时可做椎管造影以确诊。

二、疗效标准

1. 治愈：临床症状及疼痛消失，功能恢复正常。
2. 好转：临床症状好转，功能改善。

三、治疗要点

（一）第一治疗方案

1. 主穴：腰痛穴。
2. 疗程：每日 1 次，21 天为 1 个疗程。

（二）第二治疗方案

1. 主穴：腰痛穴，臀痛穴，膝痛穴，踝痛穴。
2. 疗程：每日 1 次，21 天为 1 个疗程。

四、典型病例

何某，男，52 岁，新加坡商人，1994 年 2 月 10 日就诊。主诉：右下肢活动受限 3 个月，经北京积水潭医院检查诊断为腰椎间盘突出症，建议他做手术，因害怕手术前来就诊。查腰肌紧张，压痛沿坐骨神经分布区向下肢放射，直腿抬高试验阳性，内收内旋试验阳性。取穴腰痛穴、膝痛穴、臀痛穴，隔日 1 次，连续治疗 1 个疗程，临床治愈，随访 10 年未见复发。

五、预防与预后

1. 预防：青年人避免外伤，中年人避免疲劳、受凉。
2. 预后：预后良好。

六、注意要点

1. 急性期严格卧床休息 2 周，禁止功能锻炼和剧烈运动，提供炎症吸收

< 107 >

的时间和条件，有利于损伤组织修复。

2. 严禁在局部进行机械性治疗。

第四节　第三腰椎横突综合征

第三腰椎横突综合征又称腰椎横突间综合征。主要是腰部受到急慢性损伤后导致第三腰椎横突处的疼痛压痛和腰部功能障碍的一种疾病。第三腰椎横突较其他腰椎长，位于腰椎生理前凸的始点，是腰椎活动的中心。横突上附着肌纤维，两侧横突所对应的肌肉和筋膜相互起拮抗或协同作用，以维持人体重心的稳定。当腰部受到外伤、慢性劳损或腰椎的侧凸畸形，引起局部水肿、出血、浆液性渗出、无菌性炎症，压迫脊神经后支的外侧支或将神经束缚在肌肉筋膜之间，使神经的血液营养发生障碍，导致神经水肿、变粗、供血不足而引发一系列临床症状。

一、诊断要点

1. 有扭伤或慢性劳损史，常见于青壮年体力劳动者。

2. 腰部疼痛，遇冷或劳累后症状加重，有时可向臀部沿大腿向下至膝平面以上放射痛。咳嗽、打喷嚏等腹压增高时不会加重腰痛和放射痛。不能久坐、弯腰、久站，劳累后加重，休息后可减轻。

3. 腰部活动不便，尤其前屈、后伸更为明显。

4. 部分患者腰椎生理弧度可改变。

5. 第三腰椎横突的尖端，有明显压痛，可触及能活动的肌痉挛结节或肌纤维钙化后的剥离感，腰部肌张力可增高，同侧股内收肌起点压痛，肌张力增高。

6. 病程久者，臀部肌肉可发生松弛或萎缩。

7. X 线检查，无异常表现，少数患者可见生理前凸减小，腰三横突较长或肥大改变。

二、疗效标准

1. 治愈：临床症状及体征消失。

< 108 >

2. 好转：临床症状及体征改善。

三、治疗要点

（一）第一治疗方案

1. 主穴：腰痛穴。

2. 疗程：每日 1 次，21 天为 1 个疗程。

（二）第二治疗方案

1. 主穴：腰痛穴，臀痛穴。

2. 疗程：每日 1 次，21 天为 1 个疗程。

四、典型病例

韩某，男，19 岁，战士，1992 年 8 月 11 日就诊。主诉：腰痛 1 天。追问病史，在训练中不慎摔伤腰部，经卫生员对症治疗疼痛未缓解。检查：第三腰椎横突尖部压痛阳性，腰肌张力明显增高。X 线片检查示第三腰椎横突特别细长。诊断为第三腰椎横突综合征。取穴腰痛穴、臀痛穴，经 1 次治疗疼痛缓解，经连续治疗 1 个疗程，临床治愈。

五、预防与预后

1. 预防：防止外伤，避免过度疲劳，预防受凉。

2. 预后：预后良好。

六、注意要点

1. 病人须卧硬板床休息 3～4 周，禁止功能锻炼，避免剧烈活动，促使炎症吸收。

2. 注意局部保暖，防止受凉。

3. 纠正工作或学习中的不良姿势。

第五节 棘间与棘上韧带损伤

棘间与棘上韧带损伤为腰在前屈时遭到外力或负重，韧带处于紧张状态

< 109 >

而腰部肌肉收缩不足而形成的损伤。棘上韧带的下端绝大多数止于腰椎 3、4 棘突，少数止于腰 5 棘突。脊柱椎体间主要有前纵韧带、后纵韧带、黄韧带、棘间韧带、棘上韧带等。棘上韧带是连接胸、腰、骶椎各棘突间的纵行韧带，棘间韧带连接于各棘突之间，两韧带主要作用是起到稳定脊柱和限制脊柱过度前屈。因此，前屈过度，棘间、棘上韧带则受到强力牵拉而损伤。临床上分为急性损伤与慢性损伤两种。

一、诊断要点

1. 有损伤史，常见于青少年体力劳动者。

2. 在腰椎棘突上有压痛点。

3. X 线检查常无骨质异常改变，个别棘间韧带严重撕裂者，可见损伤部位的棘突间距离增大。

4. 急性损伤特点：腰部疼痛位于正中，疼痛为断裂感，前屈活动受限，加重疼痛。检查位于棘上或棘间处有条束状反应物或有局部肿胀。

5. 慢性损伤特点：有外伤史，前屈受限，疼痛处可有触之刺痛或结节，但无感觉、运动障碍体征，压痛部位在棘间或棘上等浅表组织。

二、疗效标准

1. 治愈：临床症状及体征消失。

2. 好转：临床症状及体征改善。

三、治疗要点

（一）第一治疗方案

1. 主穴：腰痛穴。

2. 疗程：每日 1 次，21 天为 1 个疗程。

（二）第二治疗方案

1. 主穴：腰痛穴，提免穴。

2. 疗程：每日 1 次，21 天为 1 个疗程。

四、典型病例

例 1：棘间与棘上韧带急性损伤

< 110 >

田某，男，18 岁，战士，1991 年 6 月 16 日就诊。主诉：腰痛 2 天，病史有急性外伤史。检查：棘上局部肿胀，压痛阳性，前屈功能受限。诊断为腰椎棘间与棘上韧带损伤。取腰痛穴、提免穴，经 1 次治疗，疼痛消失，第 2 天巩固治疗 1 次，临床治愈。

例 2：棘间与棘上韧带慢性损伤

马某，男，29 岁，某部连长，1990 年 5 月 10 日就诊。主诉：腰椎疼痛 5 年。5 年前军体训练时有过腰部过度前屈外伤史，经治疗多次，一直未愈，时轻时重。检查腰椎棘间棘上处压痛，并可触及结节物，未检出神经放射性感觉障碍。临床诊断为棘间棘上韧带慢性损伤。取腰痛穴、提免穴，每日 1 次，连续治疗 7 次，症状缓解。

五、预防与预后

1. 预防：防止外伤，避免过度疲劳，预防受凉。
2. 预后：预后良好。

六、注意要点

1. 禁止功能锻炼，避免剧烈活动。
2. 注意保暖，避免受凉。
3. 卧床休息 2 周。
4. 平时尽量避免腰前屈的劳动和负重，减少诱发因素。

第六节　腰背部肌肉筋膜炎

腰背部肌筋膜炎是一种常见的腰背部慢性疼痛性病症。主要是由于感受风寒湿邪或损伤而引起的腰背部肌肉、筋膜、肌腱、韧带等软组织的无菌性炎性病变。

一、诊断要点

1. 有腰部损伤史。
2. 腰背部、臀部弥漫性疼痛，进行性加重；劳累时加重，休息后减轻。

< 111 >

急性发病时可伴有肌痉挛，活动受限。

3. 姿势不正，以腰发僵，形似板，步行上身少动，站立躯体偏倚者多见。

4. 腰部有特定的痛点，按压时一触即发。

二、疗效标准

1. 治愈：临床症状及体征消失。

2. 好转：临床症状及体征改善。

三、治疗要点

（一）第一治疗方案

1. 主穴：腰痛穴。

2. 疗程：每日 1 次，21 天为 1 个疗程。

（二）第二治疗方案

1. 主穴：腰痛穴，臀痛穴。

2. 疗程：每日 1 次，21 天为 1 个疗程。

四、典型病例

郑某，男，38 岁，2005 年 1 月 21 日就诊。主诉：腰痛 1 个月。追问病史有疲劳感受风寒史。CT 检查腰椎未见病变。腰肌压痛阳性。临床诊断：腰背部肌肉筋膜炎。取穴腰痛穴，每日 1 次。连续治疗 1 个疗程症状消失，临床治愈。

五、预防与预后

1. 预防：防止外伤，避免过度疲劳，预防受凉。

2. 预后：预后良好。

六、注意要点

1. 炎症期水肿期局部不能进行机械性治疗，以免增加炎症与水肿。

2. 炎症期水肿期绝对不能进行功能锻炼。

< 112 >

第七节　骶髂关节损伤

骶髂关节损伤是指由于外伤、劳损等因素，导致关节周围的韧带撕裂，滑膜陷入甚至骶髂关节产生解剖位置的移动并引起相应的临床症状。

一、诊断要点

1. 有腰部损伤史。

2. 具有不同程度的坐骨神经痛、盆腔脏器功能紊乱、骶髂关节炎症的一种或多种临床表现和相应体征。

3. 可伴有骶髂关节后错位或前错位。

二、疗效标准

1. 治愈：临床症状消失，功能正常。

2. 好转：临床症状减轻，功能改善。

三、治疗要点

（一）第一治疗方案

1. 主穴：腰痛穴。

2. 疗程：每日 1 次，21 天为 1 个疗程。

（二）第二治疗方案

1. 主穴：腰痛穴，臀痛穴。

2. 疗程：每日 1 次，21 天为 1 个疗程。

四、典型病例

邱某，男，25 岁，某部士兵，2008 年 3 月 1 日就诊。主诉：腰痛 2 周。CT 检查未见骨质病变。检查：腰部骶髂关节处压痛阳性。诊断为骶髂关节损伤。取穴腰痛穴、臀痛穴，每日 1 次，连续治疗 2 个疗程临床治愈。

< 113 >

五、预防与预后

1．预防：防止外伤劳损，避免风寒湿。

2．预后：该病恢复后一般不会留下后遗症。骶髂关节松动不稳或局部长期重复损伤充血机化者可留有顽固性下腰痛。

六、注意要点

1．严禁在局部实施机械性治疗。

2．严禁进行功能锻炼。

< 114 >

第八章　平衡针治疗腿部常见病

第一节　坐骨神经痛

坐骨神经痛是指坐骨神经本身或周围组织病变所造成的坐骨神经通路及分布区产生的自发性疼痛。一般分为原发性和继发性两种。本病属于中医学的"坐骨风""环跳风""腿股风""痿证"范畴。

一、诊断要点

1. 沿坐骨神经分布区呈放射性疼痛，在压迫神经根时常因咳嗽、打喷嚏等动作致疼痛加剧。

2. 压痛点多见于坐骨神经。

3. 临床常见于不同程度的患肢趾背屈力减弱，小腿皮肤温度降低，皮肤色泽及出汗等改变。

4. 坐骨神经牵拉试验阳性，如 Kernis 征、Neri 征、Sicard 征阳性。

5. 由于病因不同，往日均有相应的病史、体征及实验室检查所见。

二、疗效标准

1. 治愈：临床症状及体征完全消失，功能恢复正常，能参加正常工作。

2. 好转：临床症状及体征改善。

三、治疗要点

（一）第一治疗方案

1. 主穴：臀痛穴。

2. 疗程：每日 1 次，21 天为 1 个疗程。

（二）第二治疗方案

1. 主穴：臀痛穴，膝痛穴，踝痛穴。

< **115** >

2. 疗程：每日 1 次，21 天为 1 个疗程。

四、典型病例

例 1：李某，男，21 岁，部队战士，1992 年 3 月 10 日就诊。主诉：右下肢疼痛 2 年。追问病因，发病前有受凉史。检查下肢，疼痛呈坐骨神经通路放射性疼痛，行走困难，夜间加重，自述呈针刺样疼痛。直腿抬高试验阳性，跟腱反射减弱，临床诊断为原发性坐骨神经痛。X 线拍片未见异常。

取穴左侧臀痛穴、膝痛穴、踝痛穴。经 1 次治疗后疼痛显著减轻，起针后不用搀扶自己走出诊室。经治疗 5 次，症状完全消失。

例 2：赵某，男，51 岁，新疆军区某部大校，1990 年 7 月 4 日初诊。主诉：右下肢活动受限 3 个月。因带部队救火时从 6 米高的平房不慎跌下摔伤所致，经新疆军区总院 X 光拍片检查诊断为腰椎间盘脱出。检查腰肌紧张，呈板状，沿坐骨神经通路呈放射性刀割样疼痛，直腿抬高试验 15 度，屈膝试验阳性，内收内旋髋试验阳性。临床诊断为根性坐骨神经痛（亦称继发性坐骨神经痛）。取穴左侧臀痛穴、腰痛穴。经 1 次治疗，病人自述疼痛显著减轻，自行走出诊室。经治疗 7 次，症状消失。

五、预防与预后

1. 预防：防止疲劳，避免感受风寒湿。

2. 预后：预后一般良好。

六、注意要点

1. 卧床休息，避免进行功能锻炼。

2. 防止受凉。

3. 减少环境诱发因素。

第二节　髋关节暂时性滑囊炎

髋关节暂时性滑囊炎是指髋关节因过度外展、旋外，关节囊、关节内脂肪或股骨头韧带等挤压在股骨头和髋臼之间，使股骨头暂时不能完全复位而

< 116 >

发生的一种非特异性炎症，可引起髋关节短暂性的肿痛、渗液及功能障碍。

一、诊断要点

1. 有髋部损伤史。

2. 髋关节疼痛，行走受限，可伴有髋关节肿胀，活动时疼痛加重。

3. 腹股沟前方及髋关节后方压痛阳性。

4. "4" 字试验阳性。

二、疗效标准

1. 治愈：临床症状消失，功能正常。

2. 好转：临床症状减轻，功能改善。

三、治疗要点

（一）第一治疗方案

1. 主穴：臀痛穴。

2. 疗程：每日 1 次，21 天为 1 个疗程。

（二）第二治疗方案

1. 主穴：臀痛穴，膝痛穴。

2. 疗程：每日 1 次，21 天为 1 个疗程。

四、典型病例

王某，男，21 岁，某部战士，2008 年 5 月 6 日就诊。主诉：臀部疼痛 3 天。专科医生诊断为髋关节滑囊炎。通过封闭、理疗、推拿未能完全控制。给予针刺臀痛穴即刻见轻。每日 1 次，连续治疗 5 天后，临床症状消失。

五、预防与预后

1. 预防：注意训练时间、训练进度，保持机体各个部位的动态平衡。中老年人注意动静有度，避免疲劳、受凉。

2. 预后：一般预后良好。

< **117** >

六、注意要点

1. 要求卧床休息 2 周。
2. 严禁进行局部按摩等机械性治疗。
3. 严禁功能锻炼。

第三节 梨状肌损伤综合征

梨状肌损伤综合征亦称梨状肌综合征。多由受凉、外力负重、闪挫等造成梨状肌撕裂、充血、水肿、痉挛、肥厚而刺激或压迫坐骨神经所致。梨状肌是髋关节的外旋肌之一，坐骨神经一般在该肌下沿出骨盆。当髋关节过度或过多内外旋、外展、拉伤或造成肌痉挛，并刺激其下方组织而出现症状，或其他疾病的累及（腰椎间盘突出症）造成梨状肌的慢性劳损。本病属于中医学的"痹证""腰腿痛"范畴。

一、诊断要点

1. 臀部有外伤或受凉史。
2. 单侧或双侧臀部疼痛、酸胀、麻木，并逐渐向大腿后侧、小腿后外侧放射至足背、足趾。不能伸腿平卧，行走困难或跛行，咳嗽、打喷嚏、大便等腹压增加时疼痛加剧。
3. 患侧臀部可触及梨状肌呈局限性囊状隆起，钝痛及局部压痛明显，有时沿一侧下肢出现串麻痛。个别疼痛可向小腹会阴部放射，并伴有性欲低下。
4. 梨状肌紧张试验阳性（屈髋屈膝尽量使大腿内旋内收牵拉梨状肌而发生臀部疼痛），直腿抬高试验阳性。

二、疗效标准

1. 治愈：症状和阳性体征消失，功能恢复正常。
2. 好转：梨状肌疼痛症状减轻，下肢功能改善。

三、治疗要点

（一）第一治疗方案

1. 主穴：臀痛穴。

< **118** >

2. 疗程：每日 1 次，21 天为 1 个疗程。

（二）第二治疗方案

1. 主穴：臀痛穴，膝痛穴。

2. 疗程：每日 1 次，21 天为 1 个疗程。

四、典型病例

毕某，男，41 岁，北京市机关干部，1991 年 11 月 17 日就诊。主诉：右侧腰腿痛 1 周。追问病史，过去有过外伤史，因受凉而发病。检查：右臀部压痛（＋＋＋）并向下肢放射，并可触及梨状肌囊性条状硬结，梨状肌紧张试验阳性，直腿抬高试验阳性。临床诊断为梨状肌损伤综合征。取穴臀痛穴、腰痛穴、膝痛穴，同时令病人卧床休息。1 个疗程疼痛基本消失，可以下床行走。按上述治疗，隔日 1 次，巩固 1 个疗程，临床症状消失。

五、预防与预后

1. 预防：防止外伤，防止过度疲劳，防止受凉。

2. 预后：一般预后良好。

六、注意要点

1. 要求卧床休息 2 周。

2. 不能在局部进行机械性治疗，减少刺激，提供炎症水肿吸收的条件。

3. 炎症期水肿期严禁进行功能锻炼，待进入恢复期可以适度进行功能锻炼。

4. 注意不要受凉。

5. 继发性梨状肌综合征在治疗该病的同时，还应同时治疗原发病。

第四节　股四头肌损伤

股四头肌损伤多因股四头肌遭受直接暴力打击所致，在军事训练中，多因扭拽导致肌纤维撕裂，严重者肌肉完全断裂。

< 119 >

一、诊断要点

1. 大腿前方有明显扭伤或挫伤史。

2. 局部肿胀、疼痛、瘀斑，伸膝时疼痛加剧。髋、膝关节活动受限。

3. 股四头肌抗阻试验阳性。

4. X 线检查排除骨折。

二、疗效标准

1. 治愈：临床症状消失，功能正常。

2. 好转：临床症状减轻，功能改善。

三、治疗要点

（一）第一治疗方案

1. 主穴：膝痛穴。

2. 疗程：每日 1 次，21 天为 1 个疗程。

（二）第二治疗方案

1. 主穴：膝痛穴，臀痛穴。

2. 疗程：每日 1 次，21 天为 1 个疗程。

四、典型病例

李某，男，20 岁，边防某部战士，2009 年 11 月 11 日就诊。主诉：腿痛 1 天。追问病史，由于夜间进行 5 公里越野长跑不慎扭伤。检查：大腿前下方压痛阳性，股四头肌抗阻试验阳性。临床诊断：股四头肌损伤。取穴腰痛穴，即刻疼痛缓解，第二天巩固治疗 1 次，临床治愈。

五、预防与预后

1. 预防：防止外伤，防止过度疲劳，防止受凉。

2. 预后：一般预后良好。

< 120 >

六、注意要点

1. 要求卧床休息 2 周。

2. 不能在局部进行机械性治疗，减少刺激，提供炎症水肿吸收的条件。

3. 炎症期水肿期严禁进行功能锻炼，待进入恢复期可以适度进行功能锻炼。

4. 注意不要受凉。

第五节　股内收肌损伤

股内收肌损伤又称骑士损伤，属常见疾病。可因军事训练中过度牵拉或反复牵拉产生损伤，造成股内侧部疼痛，行走不便等症。

一、诊断要点

1. 有股内收肌损伤史。

2. 大腿内侧、耻骨部疼痛，内收外展时加剧。

3. 股内收肌上 1/3、耻骨处压痛。

4. 股内收肌抗阻试验阳性。

5. X 线检查若见钙化阴影，提示发生骨性肌炎。

二、疗效标准

（一）治愈：临床症状消失，功能正常。

（二）好转：临床症状减轻，功能改善。

三、治疗要点

（一）第一治疗方案

1. 主穴：膝痛穴。

2. 疗程：每日 1 次，21 天为 1 个疗程。

（二）第二治疗方案

1. 主穴：膝痛穴，臀痛穴。

2. 疗程：每日 1 次，21 天为 1 个疗程。

< 121 >

四、典型病例

魏某，男，18岁，边防某部战士。主诉：腿痛3天。检查：大腿内侧压痛阳性，股内收肌抗阻试验阳性。临床诊断：股内收肌损伤。取穴膝痛穴、臀痛穴，即时疼痛缓解，第二天巩固治疗1次，临床治愈。

五、预防与预后

1. 预防：防止外伤，防止过度疲劳，防止受凉。
2. 预后：一般预后良好。

六、注意要点

1. 严禁局部按摩等机械性治疗。
2. 严禁功能锻炼。
3. 卧床休息。

第六节　髌下脂肪垫损伤

髌下脂肪垫损伤是由剧烈运动造成水肿、渗出或长期摩擦引起脂肪充血、肥厚，形成无菌性炎症，或髌韧带与脂肪垫粘连，使膝关节功能受限。

一、诊断要点

1. 有参加训练，伴有膝关节损伤史。
2. 膝部疼痛，过伸时疼痛加重。
3. 髌韧带两侧肿胀、压痛，尤以髌骨下缘脂肪垫区压痛阳性。
4. 过伸试验阳性。
5. 影像学检查支持诊断。

二、疗效标准

1. 治愈：临床症状消失，功能正常。
2. 好转：临床症状减轻，功能改善。

三、治疗要点

（一）第一治疗方案

1. 主穴：膝痛穴。

2. 疗程：每日 1 次，21 天为 1 个疗程。

（二）第二治疗方案

1. 主穴：膝痛穴，肘痛穴。

2. 疗程：每日 1 次，21 天为 1 个疗程。

四、典型病例

徐某，男，19 岁，某部战士，2008 年 5 月 6 日就诊。主诉：右侧膝关节痛 2 天。检查：髌下脂肪垫压痛，过伸试验阳性。临床诊断：髌下脂肪垫损伤。追问病史：有参加军事训练史。取穴膝痛穴，治疗 1 次后疼痛消失，临床治愈。

五、预防与预后

1. 预防：训练时精神要高度集中，掌握好运动量与运动度，中年人膝关节运动也要掌握好量和度。

2. 预后：预后良好，一般不会留下后遗症。

六、注意要点

1. 停止训练，卧床休息。

2. 严禁进行局部按摩等机械性治疗。

3. 严禁功能锻炼。

第七节　半月板损伤

半月板损伤是指膝关节内半月板遭到外力牵拉、挤压、慢性劳损、外伤、磨损等发生撕裂所致。半月板分为外侧半月板、内侧半月板，但以外侧半月

< 123 >

板损伤为多。半月板损伤分为横裂、纵裂、水平裂、边缘裂、前后角撕脱和混合型六种。

一、诊断要点

1. 有膝关节外伤史。

2. 局部肿胀疼痛，尤以伤侧明显，运动中可突然造成膝关节的伸屈障碍，尤以伸直受限、软腿及关节滑落感为多。

3. 膝关节交错症，改变体位，自动或被动旋转伸屈膝关节，膝伸屈功能可恢复。

4. 关节间隙可见局限性、周围性压痛，尤以伸膝过程中检查压痛更为明显，内侧半月板损伤的压痛在髌韧带与膝内侧韧带之间，外侧半月板损伤在髌韧带与膝外侧韧带之间有压痛。

5. 麦氏试验（研磨试验）阳性，患者仰卧屈膝，术者手扶膝抓住小腿下端，然后两手配合完成小腿的外旋外展，伸直膝关节，若出现清脆响声和诱发疼痛，则为外侧半月板损伤，在内旋内翻动作后伸直膝关节，若出现清脆响声和诱发疼痛，则为内侧半月板损伤。

6. 病程两个月以上可出现肌肉萎缩。

7. 膝关节空气造影、碘水造影或气与碘混合造影、CT 及 MRI 片对诊断半月板损伤有一定价值。

二、疗效标准

1. 治愈：临床症状消失，功能恢复正常。
2. 好转：临床症状减轻，功能改善。

三、治疗要点

（一）第一治疗方案

1. 主穴：膝痛穴。
2. 疗程：每日 1 次，21 天为 1 个疗程。

（二）第二治疗方案

1. 主穴：膝痛穴，肘痛穴。单侧半月板损伤时可选用健侧平衡穴位肘

< 124 >

痛穴。

2. 疗程：每日 1 次，21 天为 1 个疗程。

四、典型病例

曲某，女，45 岁，北京第三印染厂工人，1987 年 9 月 6 日就诊。主诉：右膝关节疼痛 1 个月，上公共汽车时，病膝突然无力跪在地上。膝关节外侧明显肿胀压痛，麦氏试验阳性。骨科会诊诊断为膝关节外侧半月板损伤。取穴膝痛穴，每日 1 次，经连续治疗 2 个疗程，症状消失。

五、预防与预后

1. 预防：训练时精神要高度集中，掌握好运动量与运动度，中年人膝关节运动也要掌握好量和度。

2. 预后：预后良好，一般不会留下后遗症。

六、注意要点

1. 停止训练，卧床休息。

2. 严禁进行局部按摩等机械性治疗。

3. 严禁功能锻炼。

第八节　膝关节创伤性滑膜炎

膝关节创伤性滑膜炎是膝关节受到急性创伤或慢性劳损引起滑膜损伤或破裂，导致膝关节腔内积血或积液的一种非感染性炎症性反应性疾病。临床上分为急性创伤性和慢性劳损性两种。

一、诊断要点

（一）急性滑膜炎

1. 有参加训练，伴有膝关节损伤史。

2. 膝关节疼痛，活动障碍，逐渐出现膝关节弥漫性肿胀，压痛广泛，膝关节完全屈曲时撑胀感难忍，浮髌试验阳性。

3. 膝关节穿刺可抽出粉红色液体，表示无脂肪滴。

（二）慢性滑膜炎

1. 曾有急性滑膜炎病史或膝关节损伤史，膝部慢性疼痛。

2. 膝部伸屈困难，局部不红不热，被动活动无明显障碍。髌韧带两侧膝眼处隆起、饱满，触之有囊性感，浮髌试验阳性。

3. 膝关节穿刺抽出淡黄色液体。

二、疗效标准

1. 治愈：临床症状消失，功能恢复正常。

2. 好转：临床症状减轻，功能改善。

三、治疗要点

（一）第一治疗方案

1. 主穴：膝痛穴。

2. 疗程：每日 1 次，21 天为 1 个疗程。

（二）第二治疗方案

1. 主穴：膝痛穴，肘痛穴。单侧膝关节创伤性滑膜炎时可选用健侧平衡穴位肘痛穴。

2. 疗程：每日 1 次，21 天为 1 个疗程。

四、典型病例

徐某，男，22 岁，某部战士，2007 年 5 月 18 日就诊。主诉：膝关节痛 1 周。检查：膝关节肿胀，压痛，浮髌试验阳性。骨科会诊：膝关节创伤性骨膜炎。取穴膝痛穴，每日 1 次，连续治疗 2 个疗程，临床治愈。

五、预防与预后

1. 预防：训练时精神要高度集中，掌握好运动量与运动度，中年人膝关节运动也要掌握好量和度。

2. 预后：预后良好，一般不会留下后遗症。

< 126 >

六、注意要点

1. 停止训练，卧床休息。

2. 严禁进行局部按摩等机械性治疗。

3. 严禁功能锻炼。

第九节　膝部韧带损伤

膝部韧带损伤临床分为三种，即膝内（胫）侧韧带损伤、膝外（腓）侧韧带损伤及膝交叉韧带损伤。造成该病的主要原因一般为直接或间接暴力引起韧带的部分撕裂、轻度出血、肿胀等急性损伤。

一、诊断要点

（一）膝内（胫）侧韧带损伤

1. 疼痛见于膝内侧，若使小腿外展可使疼痛加剧。

2. 膝关节不能完全伸直，但能勉强行走。

3. 膝内侧可见皮下瘀血肿胀。

4. 膝关节内侧压痛阳性。

5. 膝关节侧方不稳定试验阳性（方法：膝关节屈曲 30 度或完全伸直位，术者一手握住小腿下端，另一手放在膝关节外侧，随后握住小腿下端的手做小腿外展，放在膝关节外侧的手做膝内翻动作，这样引起膝关节的内侧疼痛加重）。

（二）膝外（腓）侧韧带损伤

1. 膝外侧疼痛，若使小腿内侧翻使疼痛加剧。

2. 膝关节不能完全伸直，但能勉强行走。

3. 膝外侧可见皮下瘀血肿胀。

4. 膝关节外侧压痛阳性。

5. 膝关节侧方不稳定试验阳性（方法：握住小腿下端的手，使小腿内收；另一手则放在膝关节内侧外翻，这样可使膝关节外侧疼痛加剧）。

< **127** >

（三）膝交叉韧带损伤

1. 膝关节肿胀疼痛。

2. 膝关节活动受限，行走不便。

3. 膝关节后方不稳定试验阳性（方法：病人仰卧，患者膝屈曲90度，施术者握住小腿下端，另一手放在膝关节前方疼痛则为前交叉韧带损伤，亦称膝前方不稳定试验阳性；反之，放在膝关节后方的手移至膝关节前方并使胫骨上端向膝后移动，另一手则握住患者小腿下端，若膝关节后方疼痛则为后交叉韧带损伤，即膝后方不稳定试验阳性）。

二、疗效标准

1. 治愈：临床症状及体征消失。

2. 好转：临床症状及体征改善。

三、治疗要点

（一）第一治疗方案

1. 主穴：膝痛穴。

2. 疗程：每日1次，21天为1个疗程。

（二）第二治疗方案

1. 主穴：膝痛穴，肘痛穴。单侧膝部韧带损伤时可选用健侧平衡穴位肘痛穴。

2. 疗程：每日1次，21天为1个疗程。

四、典型病例

唐某，男，18岁，某部战士，1994年4月9日就诊。主诉：右膝关节疼痛1周。行走膝内侧明显肿胀，皮下瘀血，压痛阳性，膝关节侧后方不稳定试验阳性。X线检查骨质未见异常。经骨科会诊诊断为膝内侧韧带损伤。取穴膝痛穴，令病人卧床休息，每日1次，连续治疗2个疗程，临床症状消失。

五、预防与预后

1. 预防：训练时精神要高度集中，掌握好运动量与运动度，中年人膝关节运动也要掌握好量和度。

2. 预后：预后良好，一般不会留下后遗症。

六、注意要点

1. 停止训练，卧床休息。

2. 严禁局部按摩等机械性治疗。

3. 严禁功能锻炼。

第十节　腓肠肌损伤

腓肠肌损伤是指腓肠肌的慢性累积性损伤，或因急性损伤没有得到及时有效的治疗而导致的一种病症。临床上以小腿后侧肌群肿胀疼痛和行走困难为主要特征。

一、诊断要点

1. 参加训练，伴有小腿部损伤史。

2. 小腿后部肿胀、疼痛，可见有皮下瘀斑。

3. 患者多以足尖着地走路，不敢全足负重，严重者丧失走路功能。

4. 腓肠肌压痛阳性。

5. X线检查排除骨折脱位。

二、疗效标准

1. 治愈：临床症状及体征消失。

2. 好转：临床症状及体征改善。

三、治疗要点

（一）第一治疗方案

1. 主穴：膝痛穴。

2. 疗程：每日1次，21天为1个疗程。

< 129 >

（二）第二治疗方案

1. 主穴：膝痛穴，调神穴。单侧腓肠肌损伤时可选用健侧平衡穴位调神穴。

2. 疗程：每日 1 次，21 天为 1 个疗程。

四、典型病例

王某，男，20 岁，某部战士，2004 年 5 月 11 日就诊。主诉：小腿后部疼痛 3 天。检查：小腿后部肿胀，腓肠肌压痛阳性。有参加部队训练史。临床诊断：腓肠肌损伤。主穴膝痛穴，第一次治疗疼痛缓解，每日 1 次，连续治疗 5 次，临床治愈。

五、预防与预后

1. 预防：训练时精神要高度集中，运动时要掌握好运动量与运动度。

2. 预后：预后良好，一般不会留下后遗症。

六、注意要点

1. 停止训练，卧床休息。

2. 严禁进行局部按摩等机械性治疗。

3. 严禁功能锻炼。

第十一节　踝部韧带损伤

踝部韧带损伤主要分为踝腓侧韧带和踝胫侧韧带损伤，由于外踝低于内踝，又较内踝靠后，腓侧韧带因较胫侧韧带薄弱，组成踝关节的距离为前宽后窄等因素，故临床以腓侧韧带损伤为多见。

一、诊断要点

（一）腓侧韧带损伤

1. 有外伤史。

< **130** >

2. 外踝前下方或下方有明显的肿胀或皮下出血瘀斑。

3. 疼痛部位、压痛部位见于外踝前下方或下方。被动跖屈踝关节或踝关节内翻而加重疼痛，外翻时疼痛可减轻。

4. 踝关节功能活动受限。

（二）胫侧韧带损伤

1. 外伤史。

2. 内踝前下方可见肿胀、瘀血。

3. 疼痛部位、压痛部位见于内踝的前下方。被动外翻踝关节能加重疼痛，内翻则疼痛减轻。

二、疗效标准

1. 治愈：临床症状消失，功能恢复正常。

2. 好转：临床症状减轻，功能改善。

三、治疗要点

（一）第一治疗方案

1. 主穴：踝痛穴。

2. 疗程：每日 1 次，7 天为 1 个疗程。

（二）第二治疗方案

1. 主穴：踝痛穴，腕痛穴。单侧踝痛时可选用健侧平衡穴位腕痛穴。

2. 疗程：每日 1 次，7 天为 1 个疗程。

四、典型病例

程某，男，18 岁，某部战士，1992 年 8 月 9 日就诊。主诉：右踝关节扭伤 2 天。追问病史由越野长跑所致。检查右踝关节前下方肿胀，压痛阳性，X光片排除骨折。临床诊断为右踝部腓侧韧带损伤。取穴踝痛穴，经 1 次治疗疼痛缓解。连续治疗 5 次后，临床治愈。

五、预防与预后

1. 预防：训练时精神要高度集中，运动时要掌握好运动量与运动度。

< 131 >

2. 预后：预后良好，一般不会留下后遗症。

六、注意要点

1. 卧床休息。

2. 严禁进行局部按摩等机械性治疗。

3. 严禁功能锻炼。

第十二节　足跟骨刺综合征

足跟骨刺综合征本病多因跟骨退行性改变、钙化所致，多发生于中老年人。人体在行走时跟骨结节的滑囊及跟部脂肪垫因骨刺的刺激、挤压而发生跟部滑囊炎及跟部脂肪垫的变性、消退形成足跟痛。此外，临床常见的跟骨结节滑囊炎、类风湿性跟骨炎、跟部脂肪垫部分消退均可引起本病。

一、诊断要点

1. 足跟部平时不敢着地，在承重后出现疼痛，行走较多时疼痛加重。

2. 久卧久坐后突然起立用足跟着地则疼痛加重，稍加活动后疼痛减轻，休息后症状会减轻。

3. 疼痛剧烈者，足跟可见肿胀。

4. 足跟部脂肪垫的前方、跟骨结节内侧可有压痛点。

5. X 线检查发现跟骨骨刺形成或见到增厚的骨膜。

二、疗效标准

1. 治愈：临床症状体征消失，功能恢复正常。

2. 好转：临床症状体征减轻，功能改善。

三、治疗要点

（一）第一治疗方案

1. 主穴：踝痛穴。

2. 疗程：每日 1 次，7 天为 1 个疗程。

< 132 >

（二）第二治疗方案

1. 主穴：踝痛穴，腕痛穴。单侧足跟痛时可选用健侧平衡穴位腕痛穴。
2. 疗程：每日 1 次，7 天为 1 个疗程。

四、典型病例

谭某，女，58 岁，职员，1995 年 12 月 26 日就诊。主诉：右足跟疼痛 3 个月，通过中西医方法治疗效果不理想，故前来接受针灸治疗。检查跟骨结节内侧压痛阳性，X 线片检查示跟骨骨刺。临床诊断为足跟骨刺综合征。取穴踝痛穴，针刺后即刻疼痛缓解，每日 1 次，连续治疗 1 个疗程临床治愈。

五、预防与预后

1. 预防：运动时要掌握好运动量与运动度。防止过度疲劳，防止受凉。
2. 预后：预后良好，一般不会留下后遗症。

六、注意要点

1. 减少走路和站立。
2. 禁穿高跟鞋，宜穿软底鞋和平跟鞋。
3. 保持正常体重，减轻足跟承受的压力。
4. 治疗期间禁止功能锻炼。

< 133 >

附件 I

调节人体功能的
神经指挥系统

中枢神经系统

一、高级中枢（脑）

脑位于颅腔内，在成人其平均重量为 1400 克。一般可将脑分为 6 部分：端脑、间脑、中脑、脑桥、延髓和小脑。通常将中脑、脑桥和延髓合称为脑干。

（一）脑干

脑干是位于脊髓和间脑之间的较小部分，自下而上由延髓、脑桥和中脑 3 部分组成。脑干位于颅后窝的前部，其中延髓和脑桥的副侧面邻接枕骨斜坡，背面与小脑相连。延髓、脑桥与小脑之间围成的腔隙为第四脑室，其向上经中脑水管通第三脑室，向下续为延髓和脊髓的中央管。脑干表面附有第 3～12 对脑神经根。

（二）小脑

小脑是重要的运动调节中枢，其功能主要是维持身体平衡，调节肌张力，协调随意运动和管理编程运动。

（三）间脑

间脑位于中脑和端脑之间，由胚胎时的前脑泡发育而来。除腹侧部的视交叉、视束、灰结节、漏斗、垂体和乳头体露于脑底外，间脑的其他部分被大脑半球所覆盖。间脑可分为背侧丘脑、上丘脑、下丘脑和底丘脑 5 个部分。其体积不到中枢神经系统的 2%，但结构和功能相当复杂，是仅次于端脑的中枢高级部位。

< **134** >

间脑中间的矢状狭窄间隙为第三脑室，后者顶部为脉络组织；底为视交叉、灰结节、漏斗和乳头体；前界为终板；后经中脑水管通第四脑室；两侧为背侧丘脑和下丘脑。

（四）端脑

端脑是脑的最高级部位，由左、右大脑半球借胼胝体连接而成。端脑由胚胎时的前脑泡演化而来，在演化过程中，前脑泡两侧高度发育，形成端脑即左、右大脑半球，遮盖着间脑和中脑，并把小脑推向后方。大脑半球表面的灰质层，称大脑皮质，深部的白质又称髓质，蕴藏在白质内的灰质团块为基地核，大脑半球内的腔隙为侧脑室。

二、低级中枢（脊髓）

脊髓起源于胚胎时期神经管的尾部，与脑相比是分化较低、结构较简单和功能较低级的部分，仍保留着明显的阶段性。脊髓与 31 对脊神经相连，后者分布躯干和四肢。脊髓与脑的各部之间有着广泛的纤维，来自躯干、四肢和部分内脏的各种刺激通过脊髓传导到脑才能产生美感，脑也要通过脊髓来完成对躯干、四肢骨骼肌运动以及部分内脏活动的管理。在正常生理状况下，脊髓的许多活动是在脑的调控下完成的，但脊髓本身也能完成许多反射活动。

周围神经系统

一、脑神经

脑神经是周围神经系统中与脑相连接的部分，由 12 对成对分布的神经组成。脑神经将位于脑干、间脑和端脑的中枢结构与分布于外周组织器官中的感受器和效应器联系起来，形成功能整体。根据脑神经与脑连接的部位，从上至下按排列顺序用罗马数字表示。

（一）嗅神经

嗅神经由特殊内脏感觉纤维组成，属于感觉性神经。

（二）视神经

视神经由特殊躯体感觉纤维组成，传导视觉冲动。

< 135 >

（三）动眼神经

动眼神经为运动性神经，含有一般躯体运动纤维和一般内脏运动纤维。

（四）滑车神经

滑车神经仅含有躯体运动纤维，为运动性神经。

（五）三叉神经

三叉神经为脑神经中最粗大的混合性神经，含有一般躯体感觉纤维和特殊内脏运动纤维。

（六）展神经

展神经属于躯体运动神经，神经纤维源于脑桥被盖部的展神经核。

（七）面神经

面神经为混合性神经，含有 4 种纤维成分。特殊内脏运动纤维是面神经中含量最多的纤维种类，起于脑桥被盖部的面神经核，支配面部表情肌的运动。

（八）前庭蜗神经

前庭窝神经又称位听神经，含特殊躯体感觉纤维。

（九）舌咽神经

舌咽神经为混合性神经，是十二对脑神经中纤维成分最多的一对神经。

（十）迷走神经

迷走神经为混合性神经，是十二对脑神经中行程最长、分布最广的一支。

（十一）副神经

副神经为运动性脑神经，一般认为副神经由脑根和脊髓根两部分组成。

（十二）舌下神经

舌下神经为运动性神经，由一般躯体运动纤维组成。

二、脊神经

脊神经为连接于脊髓的周围神经部分，共 31 对。每对脊神经连于一个脊髓节段，由前根和后根组成。前根连于脊髓前外侧沟，由运动性神经根丝构

< 136 >

成；后根连于脊髓后外侧沟，由感觉性神经根丝构成。前根和后根在椎间孔处合为一条脊神经，由此成为既含感觉纤维又含运动纤维的混合神经。脊神经后根在椎间孔处有椭圆形的膨大，称脊神经节，其中含有假单极感觉神经元。

根据脊神经与脊髓的连接关系，可将其分为5部分，分别为颈神经8对，胸神经12对，腰神经5对，骶神经5对，尾神经1对。

（一）颈丛

1. 颈丛的组成和位置：颈丛由1～4颈神经前支相互交织构成。该丛位于胸锁乳突肌上部的深面，中斜角肌和肩胛提肌起始端的前方。

2. 颈丛的分支：颈丛的分支可以分为3类，即分布于皮肤的皮支、至深层肌的肌支和与其他神经相互连接的交通支。

颈丛的皮支在胸锁乳突肌深面集中后，从该肌后缘中点附近浅出，然后散开行向各方，分布于一侧颈部皮肤。颈丛皮支由深面浅出的部位，是颈部浅层结构浸润麻醉的重要阻滞点，故临床又将其称为神经点。颈丛的主要分支有以下几支：

（1）枕小神经：沿胸锁乳突肌后缘上行，分布于枕部及耳郭背面上部的皮肤。

（2）耳大神经：沿胸锁乳突肌表面向耳垂方向上行，分布于耳郭及附近皮肤。耳大神经由于其位置表浅，附近没有重要结构，是临床神经干移植的理想替代物。该神经由枕动脉和耳动脉的分支供血，长度为5.5～7.4厘米，直径为2～4厘米。

（3）颈横神经：发出后横行跨过胸锁乳突肌表面向前走行，分布于颈前部皮肤。该神经支常与面神经分支间有交通支存在。

（4）锁骨上神经：共有2～4条分支，呈辐射状行向下方和下外侧，越过锁骨达胸前壁上份及肩部。该神经主要分布于颈侧区下份、胸壁上部和肩部的皮肤。

以上4条神经均为皮神经，除此之外，颈丛尚发出一些肌支支配颈部深层肌、肩胛提肌、舌骨下肌和膈。

（5）膈神经：起初在前斜角肌上端的外侧下行，继而沿该肌前面下降至肌的内侧，在锁骨下动、静脉之间经胸廓上口进入胸腔。

（二）臂丛

1. 臂丛的组成和位置：臂丛由第 5～8 颈神经支和第 1 胸神经前支的大部分纤维交织汇集而成。该神经丛的主要结构先经斜角肌间隙向外侧穿出，继而在锁骨后方行向外下进入腋窝。进入腋窝之前，神经丛恰位于锁骨下动脉的后上方。组成臂丛的 5 条脊神经前支经过反复分支、交织和组合后，最后形成 3 个神经束。在腋窝内，3 个神经束分别走行于腋动脉的内侧、外侧和后方，将该动脉的中段挟持、包围在中间。这 3 个神经束也因此分别被称为臂丛内侧束、臂丛外侧束和臂丛后束，臂丛的主要分支多发源于该 3 条神经束。

2. 臂丛的分支：与其他脊神经丛相比，臂丛的分支最多，分支的分布范围也十分广泛。为了叙述的方便，可根据各分支发出的部位将其分为锁骨上分支和锁骨下分支两大类。锁骨上分支在锁骨上方发自臂丛尚未形成 3 条神经束之前的各级神经干，锁骨下分支则在锁骨下方发自臂丛的内侧束、外侧束和后束。

锁骨上分支多为行程较短的肌支，分布于颈深肌群、背部浅层肌（斜方肌除外）、部分胸上肢肌及上肢带肌。其主要分支有：

（1）胸长神经：起自相应神经根，形成后在臂丛主要结构的后方斜向外下进入腋窝，继沿胸侧壁前锯肌表面伴随胸外侧动脉下行，分布于前锯肌和乳房外侧份。此神经的损伤可导致前锯肌瘫痪，出现以肩胛骨内侧缘翘起为特征的"翼状肩"体征。

（2）肩胛背神经：自相应脊神经根发出后，穿中斜角肌向后越过肩胛提肌，在肩胛骨和脊柱之间伴肩胛背动脉下行，分布至菱形肌和肩胛提肌。

（3）肩胛上神经：起自臂丛的上干，向后走行经肩胛上切迹进入冈上窝，继而伴肩胛上动脉一起绕肩胛冈外侧缘转入冈下窝，分布于冈上肌、冈下肌和肩关节。肩胛上切迹处该神经最易损伤，损伤后表现出冈上肌和冈下肌无力，肩关节疼痛等症状。

（4）锁骨下分支：分别发自臂丛的 3 个束，多为行程较长的分支，分布范围广泛，包括肩部、胸腰部、臀部、前臂部和手部的肌、关节及皮肤。

（5）肩胛下神经：发自臂丛的后束，常分为上支和下支，分别进入肩胛下肌和大圆肌，支配该二肌的运动。

（6）胸内侧神经：发自臂丛内侧束，穿过腋动脉和腋静脉之间弯曲前行，

< **138** >

后与胸外侧神经的一支汇合，从深面进入并支配胸小肌，尚有部分纤维穿出该肌或绕其下缘分布于胸大肌。

（7）胸外侧神经：起自臂丛外侧束，跨过腋动、静脉的前方，穿过锁胸筋膜后行于胸大肌深面，并分布至该肌。此神经在走行过程中，尚发出一支与胸内侧神经的分支汇合，分布于胸小肌。

（8）胸背神经：发自臂丛后束，沿肩胛骨外侧缘伴肩胛下血管下行，分支分布于背阔肌。

（9）腋神经：从臂丛后束发出，与旋肱后血管伴行向后外方向，穿经腋窝后壁的四边孔后，绕肱骨外科颈至三角肌深面，发支支配三角肌和小圆肌。余部纤维自三角肌后缘穿出后延为皮神经，分布于肩部和臂外侧区上部的皮肤，称为臂外侧上皮神经。肱骨外科颈骨折、肩关节脱位和使用腋杖不当所致的重压，都有可能造成腋神经的损伤，导致三角肌瘫痪。此时表现为臂不能外展，肩部和臂外上部皮肤感觉障碍。由于三角肌萎缩，患者肩部亦失去圆隆的外形。

（10）肌皮神经：自臂丛外侧束发出后，向外侧斜穿喙肱肌，在肱二头肌与肱肌之间下行，发支分布于该3肌。此外，另有纤维在肘关节稍下方，从肱二头肌下端外侧穿出深筋膜，分布于前臂外侧份的皮肤，称为前臂外侧皮神经。肱骨骨折和肩关节损伤时可伴发肌皮神经的损伤，此时表现为屈肘无力，以及前臂外侧部皮肤感觉的减弱。

（11）正中神经：由分别发自臂丛内侧束和外侧束的内侧根和外侧根汇合而成。两根挟持腋动脉向外下方呈锐角合为正中神经主干后，先行于动脉的外侧，继而在臂部沿肱二头肌内侧沟下行。下行途中，逐渐从外侧跨过肱动脉至其内侧，伴随血管一起降至肘窝。从肘窝继续向下穿旋前圆肌和指浅屈肌腱弓后在前臂正中下行，于指浅、深屈肌之间到达腕部，然后行于桡侧腕屈肌腱与掌长肌腱之间，并进入屈肌支持带深面的腕管，最后在掌腱膜深面分布至手掌。

正中神经在臂部一般没有分支，在肘部及前臂发出许多肌支，其中沿前臂骨间膜前面下行的骨间前神经较粗大，行程较长。正中神经在前臂的分布范围较广，支配除肱桡肌、尺侧腕屈肌和指深屈肌尺侧半以外的所有前臂屈肌和旋前肌。在手部屈肌支持带的下方正中神经发出一粗短的返支，行于桡

< **139** >

动脉掌浅支外侧进入鱼际，支配除拇收肌以外的鱼际肌群。在手掌区，正中神经发出数条指掌侧神经，沿一条指掌侧总神经下行至掌骨头附近又分为两支指掌侧固有神经，后者沿手指的相对缘行至指尖。正中神经在手部的分布可概括为：运动纤维支配第1、2蚓状肌和鱼际肌（拇收肌除外）；感觉纤维则分布于桡侧半手掌、桡侧手指掌面皮肤及其中节和远节指背皮肤。

正中神经极易在前臂和腕部外伤时被损伤，此时出现该神经分布区的功能障碍。旋前肌综合征为正中神经在穿过旋前圆肌和指浅屈肌起点腱弓 $3\frac{1}{2}$ 处受压损伤后出现的症状，表现为该神经所支配的肌收缩无力和手掌感觉障碍。在腕管内，正中神经也易因周围结构的炎症、肿胀和关节的病变而受压损伤，出现腕管综合征，表现为鱼际肌萎缩，手掌变平呈"猿掌"，同时桡侧手指掌面皮肤及桡侧半手掌出现感觉障碍。

正中神经的体表投影：在肱二头肌内侧沟上端肱动脉的搏动处确定一点，在肘部肱骨内、外上髁间连线中点稍内侧确定另一点，此两点之间的连线即为正中神经在臂部的投影线。将此投影线延至腕部桡侧腕屈肌腱与掌长肌腱连线的中点，即为正中神经在前臂的投影线。

（12）尺神经：自臂丛内侧束发出后，从腋动、静脉之间穿出腋窝，在肱二头肌内侧沟伴行于肱动脉内侧至臂中份。继而穿内侧肌间隔至臂后区内侧，下行进入肱骨内上髁后方的尺神经沟。在此由后向前穿过尺侧腕屈肌的起点，行至前臂前内侧。到达前臂后，尺神经伴随尺动脉，在其内侧下行于尺侧腕屈肌与指深屈肌之间。在桡腕关节上方尺神经发出手背支后，主干在豌豆骨桡侧，屈肌支持带浅面分为浅支和深支，在掌腱膜深面、腕管浅面进入手掌。

尺神经在臂部不发任何分支，在前臂上部发肌支支配尺侧腕屈肌和指深屈肌尺侧半。从桡腕关节上方发出的手背支，在腕部伸肌支持带浅面转至手背部，发分支分布于手背尺侧半和小指、环指及中指尺侧半背面皮肤。浅支分布于小鱼际表面的皮肤、小指掌面皮肤和环指尺侧半掌面皮肤。深支分布于小鱼际肌、拇收肌、骨间掌侧肌、骨间北侧肌及第3、4蚓状肌。

尺神经容易受到损伤的部位包括肘部肱骨内上髁后方、尺侧腕屈肌起点处和豌豆骨外侧。尺神经在上两个部位受到损伤时，运动障碍主要表现为屈腕力减弱，环指和小指远节指关节不能屈曲，小鱼际肌和骨间肌萎缩，拇指

< 140 >

不能内收，各指不能相互靠拢。同时，各掌指关节过伸，出现"爪形手"。感觉障碍则表现为手掌和手背内侧缘皮肤感觉丧失。若在豌豆骨处受损，由于手的感觉支早已发出，所有手的皮肤感觉不受影响，主要表现为骨间肌的运动障碍。

尺神经的体表投影：自胸大肌下缘肱动脉起始段搏动点开始，向下内侧到肱骨内上髁与鹰嘴之间的连线为尺神经在臂部的投影线。将此线在前臂的尺侧延至豌豆骨的外侧，则为尺神经在前臂的投影线。尺神经在肱骨内上髁后方的尺神经沟内位置最浅，极易触及。

（13）桡神经：为臂丛后束发出的神经分支。该神经发出后始位于腋动脉的后方，与肱深动脉伴行，先经肱三头肌长头和内侧头之间，继而沿桡神经沟绕肱骨中段后面旋行向外下，在肱骨外上髁上方穿过外侧肌间隔至肱桡肌与肱肌之间，后继续下行于肱肌与桡侧腕长伸肌之间。桡神经在肱骨外上髁前方分为浅支和深支两终末支。桡神经浅支为皮支，自肱骨外上髁前外侧向下沿桡动脉外侧下行，在前臂中、下 1/3 交界处转向背侧，继续下行至手背部，分为 4～5 支指背神经，分布于手背桡侧半皮肤和桡侧三个半手指近节背面的皮肤。桡神经深支较浅支粗大，主要为肌支。该支在桡骨颈外侧穿过旋后肌至前臂后面，沿前臂骨间膜后面，在前臂浅、深伸肌群之间下行达腕关节背面，沿途发支分布于前臂伸肌群、桡尺远侧关节、腕关节和掌骨间关节。因其走行及分布的特点，深支又被称为骨间后神经。

桡神经在臂部亦发出较多分支，其中肌支主要分布于肱三头肌、肘肌、肱桡肌和桡侧腕长伸肌。关节支分布于肘关节。皮支共有 3 支：臂后皮神经在腋窝发出后分布于臂后区的皮肤；臂外侧下皮神经在三角肌止点远侧浅出，分布于臂下外侧部的皮肤；前臂后皮神经自臂中份外侧浅出下行至前臂后面，后达腕部，沿途分支分布于前臂后面皮肤。

桡神经在肱骨中段和桡骨颈处骨折时最易发生损伤。在臂中段的后方，桡神经紧贴肱骨的桡神经沟走行，因此肱骨中段或中、下 1/3 交界处骨折容易合并桡神经的损伤，导致前臂伸肌群的瘫痪，表现为抬前臂时呈"垂腕"状，同时第 1、2 掌骨间背面皮肤感觉障碍明显。桡骨颈骨折时，可损伤桡神经深支，出现伸腕无力、不能伸指等症状。

桡神经的体表投影：自腋后襞下缘外侧端与臂相交处斜向外下连于肱骨

< 141 >

外上髁，此连线即为桡神经在臂背侧面的投影。

（14）臂内侧皮神经：从臂丛内侧束发出后，在腋静脉内侧下行，继而沿肱动脉和贵要静脉内侧下行至臂中份附近浅出，分布于臂内侧和臂前面的皮肤。该神经支在腋窝内常与肋间臂神经之间有交通。

（15）前臂内侧皮神经：发自臂丛内侧束，初行于腋动、静脉之间，继而沿肱动脉内侧下行，至臂中份浅出后与贵要静脉伴行，终末可远至腕部。该神经在前臂分为前、后两支，分布于前臂内侧份的前面和后面的皮肤。

（三）胸神经前支

胸神经前支共有 12 对，第 1～11 对均位于相应的肋间隙中，称为肋间神经，第 12 对胸神经前支位于第 12 肋的下方，故名肋下神经。肋间神经在肋间内、外肌之间，肋间血管的下方，在肋骨下缘的肋沟内前行至腋前线附近离开肋沟，续行于肋间隙的中间。第 1 胸神经前支除有分支行于第 1 肋间隙外，尚分出较大的分支加入臂丛。第 2～6 肋间神经除主干行于相应肋间隙外，在肋角前方尚分出一侧支向下，前行于下位肋骨的上缘。上 6 对肋间神经的肌支分布于肋间肌、上后锯肌和胸横肌。其皮支有两类：外侧皮支在肋角前方发出，斜穿前锯肌浅出后分为前、后两支，分别向前、向后走行分布于胸外侧壁和肩胛区的皮肤；前皮支在近胸骨侧缘处浅出，分布于胸前壁的皮肤及内侧份胸膜壁层。

第 4～6 肋间神经的外侧皮支和第 2～4 肋间神经的前皮支均向内、外方向发支分布于乳房。第 2 肋间神经的外侧皮支又称为肋间臂神经，该神经横行通过腋窝达到臂内侧部与臂内侧皮神经交通，分布于臂上部内侧份皮肤。第 7～11 肋间神经及肋下神经在相应肋间隙内向前下方走行，出肋间隙进腹壁后，续行于腹横肌和腹内斜肌之间，最后在腹直肌外侧缘穿腹直肌鞘，分布于腹直肌。下 5 对肋间神经发出的肌支分布于肋间肌和腹前外侧壁肌群；肋间神经发出的外侧皮支由上至下分别从深面穿肋间肌和腹外斜肌浅出，其浅出点连接起来几成一上下走行的斜线。肋间神经的前皮支则在白线附近浅出。外侧皮支和前皮支主要分布于胸部和腹部的皮肤，同时也有分支分布至胸膜和腹膜的壁层。

胸神经前支在胸、腹壁皮肤的分布具有非常明显的节段性特点，其分布依胸神经从小到大的序数，由上向下按顺序依次排列。每一对胸神经前支的

< **142** >

皮质在躯干的分布区也是相当恒定的，如 T2 分布区相当于胸骨角平面，T4相当于乳头平面，T6 相当于剑突平面，T8 相当于两侧肋弓中点连线的平面，T10 相当于脐平面，T12 的分布区则相当于脐与耻骨联合连线中点的平面。临床工作中，可以根据躯体皮肤感觉障碍的发生区域来分析和推断具体的受损胸神经，同时也可以在明确了受损的具体胸神经后，推知躯干皮肤感觉障碍的分布区。

（四）腰丛

1. 腰丛的组成和位置：腰丛由第 12 胸神经前支的一部分、第 1～3 腰神经前支及第 4 腰神经前支的一部分组成。腰丛位于腰大肌深面、腰椎横突的前方。该丛发出的分支除就近支配位于附近的髂腰肌和腰方肌外，尚发出许多分支分布于腹股沟区、大腿前部和大腿内侧部。

2. 腰丛的分布

（1）髂腹下神经：自腰大肌外侧缘穿出后，经肾的后面和腰方肌前面行向外下方，在髂嵴后份上方进入腹横肌与腹内斜肌之间，继续向前由深面穿腹横肌浅出至腹内斜肌与腹外斜肌之间，最后在腹股沟管浅环上方约 3 厘米处穿腹外斜肌腱膜达皮下。沿途发支分布于腹壁诸肌，同时亦有皮支分布于臀外侧区、腹股沟区及下腹部的皮肤。

（2）髂腹股沟神经：在髂腹下神经下方出腰大肌外侧缘，斜行跨过腰方肌和髂肌上部，在髂嵴前端附近穿腹横肌浅出，续行于腹横肌与腹内斜肌之间，前行入腹股沟管，与精索（子宫圆韧带）伴行，从腹股沟管浅环穿出。该支较髂腹下神经细小，其肌支沿途分布于附近的腹壁肌，皮支则分布于腹股沟部、阴囊或大阴唇的皮肤。

（3）股外侧皮神经：从腰大肌外侧缘穿出后，向前外侧走行，横过髂肌表面至髂前上棘内侧，继而在腹股沟韧带深面越过该韧带，离开髂窝进入股部。在髂前上棘下方约 5～6 厘米处，该神经支穿出深筋膜分布于大腿前外侧部的皮肤。

（4）股神经：为腰丛发出的最大分支。自腰大肌外侧缘发出后，在腰大肌与髂肌之间下行到达腹股沟区，随后在腹股沟韧带中点稍外侧从深面穿经该韧带，于股动脉的外侧进入大腿的股三角区。股神经在股三角内发出数条分支，其中肌支主要分布于髂肌、耻骨肌、股四头肌和缝匠肌。皮支中有行

< 143 >

程较短的股中间皮神经和股内侧皮神经，分布于大腿和膝关节前面的皮肤区；皮支中最长的是隐神经，该分支伴随股动脉进入收肌管下行，出此管后在膝关节内侧继续下行，于缝匠肌下端的后方浅出至皮下。随后与大隐静脉伴行，沿小腿内侧面下行至足内侧缘，沿途发支分布于髌下、小腿内侧面及足内侧缘的皮肤。除以上分支外，股神经尚有分支至膝关节和股动脉。

股神经受损后主要表现为：屈髋无力，坐位时不能伸膝，行走困难，膝跳反射消失，大腿前面和小腿内侧面皮肤感觉障碍。

（5）闭孔神经：自腰丛发出后从腰大肌外侧缘穿出，紧贴盆壁内面前行，与闭孔血管伴行穿闭膜管出盆腔，随后分为前后两支，分别在短收肌的前后方浅出至大腿内侧区。闭孔神经发出的肌支主要支配闭孔外肌、长收肌、短收肌、大收肌和股薄肌，偶尔发支至耻骨肌；其皮支主要分布于大腿内侧份皮肤。除这些分支外，闭孔神经也有细小分支分布于髋关节和膝关节。副闭孔神经偶有出现，该神经支一般沿腰大肌内侧缘下行，在耻骨肌后方跨过耻骨上支后分布于耻骨肌和髋关节，并与闭孔神经之间有交通。

闭孔神经在股内侧区中间处由深至浅先入长收肌，然后进入股薄肌。当手术中选用股薄肌替代肛门外括约肌时，应注意保留此分支。

（6）生殖股神经：自腰大肌前面穿出后，在该肌的前面下行，不久斜越输尿管的后方行至腹股沟区，在腹股沟韧带上方分为生殖支和股支。生殖支于腹股沟管深环处进入该管，随管内结构分布于提睾肌和阴囊（随子宫圆韧带分布于大阴唇）。股支则穿过股鞘和阔筋膜分布于股三角区的皮肤。

（五）骶丛

1. 骶丛的组成和位置：骶丛由来自腰丛的腰骶干和所有骶、尾神经前支组成。腰骶干由第 4 腰神经前支的部分纤维和第 5 腰神经前支的所有纤维在腰丛下方合成，随后下行越过盆腔上口进入小骨盆，加入骶丛。从参与组成的脊神经数目来看，骶丛是全身最大的脊神经丛。

骶丛位于盆腔内，恰在骶骨和梨状肌的前面，髂血管的后方，左侧骶丛前方有乙状结肠，右侧骶丛前方有回肠襻。由于骶丛与盆腔脏器，如直肠和子宫等位置十分邻近，这些器官的恶性肿瘤可浸润、扩散至该神经丛，导致疼痛以及多个神经根受累的体征。

2. 骶丛的分支：骶丛发出的分支可分为两大类，一类是短距离走行的分支，直接分布于邻近的盆壁肌，如梨状肌、闭孔内肌和股方肌等；另一类为走行距离较长的分支，分布于臀部、会阴、股后部、小腿和足部的肌群及皮肤。后一类分支包括：

（1）臀上神经：由骶丛发出后，伴臀上血管经梨状肌上孔出盆腔至臀部，行于臀中、小肌之间。在两肌之间其主干分为上、下两支，分布于臀中肌、臀小肌和阔筋膜张肌。

（2）臀下神经：离开骶丛后，伴随臀下血管经梨状肌下孔出盆腔至臀部，行于臀大肌深面，发支支配该肌。

（3）股后皮神经：自骶丛发出后，与臀下神经相伴穿经梨状肌下孔出盆腔至臀部，在臀大肌深面下行，达其下缘后浅出至股后区皮肤。该神经沿途发分支分布于臀区、股后区和腘窝的皮肤。

（4）阴部神经：从骶丛发出后伴随阴部血管穿出梨状肌下孔至臀部，随即绕坐骨棘经坐骨小孔进入会阴部的坐骨肛门窝。在阴部管内紧贴坐骨肛门窝外侧壁前行，由后向前经过肛三角和尿生殖三角，沿途发支分布于会阴部的肌群和皮肤以及外生殖器的皮肤。该神经干在会阴部的主要分支有：肛神经（直肠下神经）、会阴神经和阴茎（阴蒂）背神经。肛神经分布于肛门外括约肌和肛门部皮肤；会阴神经与阴部血管伴行分布于会阴诸肌以及阴囊或大阴唇的皮肤；阴茎背神经或阴蒂背神经行于阴茎或阴蒂的背侧，分布于阴茎或阴蒂的海绵体及皮肤。

（5）坐骨神经：为全身直径最粗大，行程最长的神经。坐骨神经从骶丛发出后，经梨状肌下孔出盆腔至臀大肌深面，在坐骨结节与大转子连线的中点深面下行到达股后区，继而行于股二头肌长头的深面，通常在腘窝上方分为胫神经和腓总神经两大终支。坐骨神经在股后区发肌支支配股二头肌、半腱肌和半膜肌，同时也有分支至髋关节。

坐骨神经的变异较常见，其变异形式主要表现在坐骨神经出盆腔时与梨状肌的不同关系以及坐骨神经分为两大终支时的不同部位两个方面。根据国人的统计资料，坐骨神经以单干形式从梨状肌下孔出盆腔者占66.3%，为最常见的形式，而以其他形式出盆腔者占33.7%。其中包括：以单干穿梨状肌出盆腔者；神经干分为两支，一支穿梨状肌，另一支穿梨状肌下孔出盆腔者；神经干分为两支，一支穿梨状肌上孔，另一支穿梨状肌下孔出盆腔者。在以

< 145 >

上 3 种变异形式中，单干穿梨状肌出盆腔者，对坐骨神经的不利影响最大。坐骨神经长年受梨状肌收缩的压迫，神经干的血液供应因此受到影响，最后出现功能障碍，临床称为"梨状肌综合征"。在大多数情况下，坐骨神经在腘窝上方分为胫神经和腓总神经两大分支，但是，有相当比例的坐骨神经在出盆腔时即分为两大终支，更有甚者，在盆腔内即分为两终支。

a. 胫神经：为坐骨神经本干的延续，在股后区下份沿中线下行进入腘窝，然后与位于深面的腘血管相伴下行至小腿后区、比目鱼肌深面，继而伴胫后血管行至内踝后方，最后在屈肌支持带深面的踝管内分为足底内侧神经和足底外侧神经两终支进入足底区。足底内侧神经在姆展肌深面、趾短屈肌内侧前行，分支分布于足底内侧肌群，足底内侧半皮肤 $3\frac{1}{2}$ 及内侧足趾跖面皮肤。足底外侧神经姆在展肌和趾短屈肌深面行至足底外侧，发支分布于足底中间群和外侧群肌，以及足底外侧半皮肤和外侧 $1\frac{1}{2}$ 趾跖面皮肤。

胫神经在腘窝和小腿后区尚发出许多分支：其中肌支分布于小腿后群诸肌；皮支主要为腓肠内侧皮神经，该皮支伴小隐静脉下行，沿途分支分布于相应区域的皮肤，并在小腿下部与来自腓总神经的腓肠外侧皮神经吻合为腓肠神经。腓肠神经经外踝后方至足的外侧缘前行，分布于足背及小趾外侧缘皮肤；关节支则分布于膝关节和踝关节。

胫神经的体表投影可用从股骨内、外侧踝连线中点向下连至内踝后方的下行直线来表示。

胫神经损伤后由于小腿后群肌收缩无力，主要表现为足不能跖屈，不能以足尖站立，内翻力减弱。同时出现足底皮肤感觉障碍。由于小腿后群肌功能障碍，收缩无力，结果导致小腿前外侧群肌的过度牵拉，使足呈背屈和外翻位，出现所谓"钩状足"畸形。

b. 腓总神经：在腘窝近侧端由坐骨神经发出后，沿构成腘窝上外侧界的股二头肌肌腱内侧向外下走行，至小腿上段外侧绕腓骨颈向前穿过腓骨长肌，分为腓浅神经和腓深神经两大终末支。腓浅神经分出后初在腓骨长肌深面下行，继而行于腓骨长、短肌与趾长伸肌之间，沿途发支分布于腓骨长肌和腓骨短肌。终支在小腿中、下 1/3 交界处浅出为皮支，分布于小腿外侧、足背和第 2～5 趾背的皮肤。腓深神经分出后在腓骨与腓骨长肌之间斜向前行，伴随胫前血管行于胫骨前肌和趾长伸肌之间，继而在胫骨前肌与姆长伸肌之间

< 146 >

下行，最后经踝关节前方达足背。沿途发支分布于小腿前群肌、足背肌及第1、2趾相对缘的皮肤。

腓总神经的分布范围主要包括小腿前、外侧群肌和足背肌，以及小腿外侧、足背和趾背的皮肤。除此之外，腓总神经尚有分支至膝关节前外侧部和胫腓关节。腓总神经发出的腓肠外侧皮神经分布于小腿外侧面皮肤，并与来自胫神经的腓肠内侧皮神经吻合。

腓总神经在胫骨颈处的位置最为表浅，易受损伤。受伤后由于小腿前、外侧群肌功能丧失，表现为足不能背屈，趾不能伸，足下垂且内翻，呈"马蹄内翻足"畸形，行走时呈"跨阈步态"。同时小腿前、外侧面及足背区出现明显的感觉障碍。

< **147** >

附件Ⅱ

期刊发表的部分学术论文

学术专著

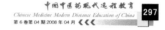

中国中医药现代远程教育
Chinese Medicine Modern Distance Education of China
第6卷第04期2008年04月
297

平衡针灸治疗肩周炎8895例临床研究*

王文远　毛效军　张利芳　朴初香　郑欣杰　孙永惠　窦中梅　北京军区总医院全军平衡针灸中心(100026)

摘要：目的 探索治疗肩周炎的有效靶点——肩痛穴的临床疗效。**方法** 通过针刺平衡穴位肩痛穴作为治疗组和传统针传统穴位作为对照组。**结果** 两组临床疗效差异显著，平衡针灸治疗组明显优于传统针灸对照组（$p<0.01$）。**结论** 平衡针灸治疗肩周提供了一个简便价廉的特色技术。

关键词： 平衡针灸；肩痛穴；肩周炎

肩周炎是肩周肌、肌腱、滑囊关节囊的慢性损伤性无菌性炎症性变，临床表现是以疼痛、功能受限为主要特征。属于祖国医学“肩痹”、“漏肩风”范畴。笔者经过40余年潜心研究，从下肢腓浅神经发现了可以用于治疗上肢肩周炎的特定靶穴——肩痛穴。先后治疗国内外肩周炎患者10万余人，经8895例临床统计，一针3秒钟见效8758例，达98.4%，临床治愈率达83.6%。现将研究成果报告如下：

1　临床资料

1.1　一般资料

1.1.1　年龄与性别分布　8895例中，男性5130例，占57.67%，女性3765例，占42.33%。年龄最小18岁，最大82岁，平均年龄50.5岁，尤以45～55岁年龄组为多。

1.1.2　病程与职业分布　体力劳动者2856例，占32.11%；脑力劳动者1542例，占17.34%；干部2815例，占31.65%；退休人员1028例，占11.56%；其他654例，占7.34%。其中体力劳动者、干部发病率最高，占发病总人数的63.75%。

1.2　临床诊断

1.2.1　局部疼痛　局部疼痛及活动痛，夜间加重，可放射到手，但无感觉异常。起初时肩部呈阵发性疼痛，多数为慢性发作，以后疼痛逐渐加剧或顿痛，或刀割样痛，且呈持续性；气候变化或劳累后，常使疼痛加重，疼痛可向颈项及上肢（特别是肘部）扩散，当肩部偶然受到碰撞或牵拉时，常可引起撕裂样剧痛，肩痛昼轻夜重为本病一大特点，多数患者常诉说后半夜痛醒，不能成寐，尤其不能向患侧侧卧，此种情况因血虚而致者更为明显；若因受寒而致痛者，则对气候变化特别敏感。

1.2.2　肩关节活动受限　肩关节活动尤其以上举、外展、内旋、外旋受限。随着病情进展，由于长期废用引起关节囊及肩周软组织的粘连，肌力逐渐下降，加上喙肱韧带固定于缩短的内旋位等因素，使肩关节各方向的主动和被动活动均受限，当肩关节外展时出现典型的“扛肩”现象，特别是梳头、穿衣、洗脸、叉腰等动作均难以完成，严重时肘关节功能也可受影响，屈肘时手不能摸到同侧肩部，尤其在手臂后伸时不能完成屈肘动作。

1.2.3　肩关节怕冷　患者怕冷，不少患者终年用棉垫包肩，即使在暑天，肩部也不敢吹风。

1.2.4　肩关节压痛　多数患者在肩关节周围可触到明显的压痛点，特别是肱二头肌长头腱沟压痛。肩峰下滑囊、喙突、冈上肌附着点等处，尤以肱二头肌腱长头腱沟为甚，小数呈肩周软组织广泛性压痛，无压痛点者少见。

1.2.5　肩关节肌肉痉挛与肌萎缩　三角肌、冈上肌等肩周围肌肉早期出现痉挛，晚期可发生废用性肌萎缩，出现肩峰突起，上举不便，后弯不利等典型症状，此时疼痛症状反而减轻。

1.2.6　X线及化验室检查　常规摄片，大多正常；后期部分患者可见骨质疏松，但无骨质破坏，可在肩峰下见到钙化阴影。实验室检查多正常。

1.2.7　肩周炎多发生在40～50岁以上中老年，常有风湿寒邪侵袭史或外伤史。

2　治疗方法

2.1　平衡针灸治疗组

2.1.1　主穴　肩痛穴（BP-LE6）。定位 此穴位于腓骨小头至外踝连线的上1/3处。针刺体位 病人取坐位，膝直位，暴露膝关节以下。针刺要求 术者持针手指常规消毒，或带指套。患者穴位局部常规消毒。针刺方法 采用28号3寸无菌一次性毫针1根，用酒精棉球固定针体下端1/3处。针刺手法 一步到位针刺法，提插针刺法。取穴原则 交叉取穴。针刺特点 快速针刺（3秒内）。针刺靶点 腓浅神经。针感 远距离触电式针感。疗程 每日1次，3周为1个疗程。

2.1.2　辅穴　颈痛穴.定位 此穴位于小指与无名指指掌关节之间。针刺体位 病人取坐位。针刺要求 术者持针手指常规消毒，或带指套。患者穴位局部常规消毒。针刺方法 采用28号3寸毫针1根，用酒精棉球固定针体下端1/3处。针刺手法 三步到位针刺法。取穴原则 交叉取穴。针刺特点 快速针刺（3秒内）。针刺靶点 尺神经的指掌关节混合支。针感 局部酸麻胀针感，个别病人可向前臂放射。疗程 每日1次，3周为1个疗程。

2.2　传统针灸对照组

2.2.1　传统穴位　肩髎、肩髃、肩贞、臑肩、中府、孔最、曲池、天泉、尺泽。

2.2.2　取穴原则　局部取穴，循经取穴。

2.2.3　针刺特点　留针30分钟，5分钟行针1次。

2.2.4　疗程　每日1次，3周为1个疗程。

3　疗效分析

3.1　疗效标准　**临床治愈**　临床症状消失，肩关节功能恢复正常，生活自理，并能参加工作与体力劳动。**显效** 临床症状基本消失，疼痛显著减轻，肩关节功能接近于正常。**进步** 临床症状改善，疼痛减轻，肩关节功能活动范围扩大。**无效** 临床

*资助项目：国家973计划资助项目[NO：2007CB512704]

中国中医药现代远程教育
Chinese Medicine Modern Distance Education of China
>>> 第 6 卷第 04 期 2008 年 04 月

症状无变化，疼痛未减轻，功能未改善。疼痛疗效评价采用 VAS 目视评价表（无 0，轻度 1、2、3、4，中度 5、6、7，重度 8、9、10，剧烈≥11）。

3.2　治疗效果

3.2.1　平衡针灸治疗组与传统针灸对照组两组临床疗效比较(见表 1)

表 1　平衡针灸与传统针灸两组患者临床疗效比较

组别	例数	痊愈（%）	显效（%）	有效（%）	无效（%）	显效率
治疗组	8895	7436（83.60）	801（9.0）	496（5.58）	162（1.82）	98.18
对照组	360	195（54.17）	85（23.61）	52（14.44）	28（7.78）	82.22

两组经统计学处理，平衡针灸治疗组疗效明显优于传统针灸对照组（p<0.01)表 1)。

表 2　平衡针灸治疗组首次治疗疼痛疗效观察　例（%）

例数	治疗时间	疗效评价	采用 VAS 疼痛目视评价表					总有效率
			剧烈（≥11）	重度（8～10）	中度（5～8）	轻度（1～4）	无（0）	
8895	3 秒钟	治疗前	3045（34.23）	2232（25.09）	1874（21.07）	1536（17.27）	208（2.34）	
		治疗后	105（1.18）	887（9.97）	1092（12.28）	1536（17.28）	5275（59.30）	8790（98.82）

3.2.2　平衡针灸治疗组首次治疗疼痛疗效观察（见表 2）。

表 3　传统针灸对照组首次治疗疼痛疗效观察例（%）

例数	治疗时间	疗效评价	采用 VAS 疼痛目视评价表					总有效率
			剧烈（≥11）	重度（8～10）	中度（5～8）	轻度（1～4）	无（0）	
360	30 分钟	治疗前	125（34.72）	88（24.45）	75（20.83）	63（17.50）	9（2.50）	
		治疗后	76（21.11）	85（25.56）	92（25.56）	76（21.11）	31（8.61）	284（79.89）

两组经统计学处理，平衡针灸治疗组疗效明显优于传统针灸对照组（p<0.01)。

3.2.3　传统针灸对照组首次治疗疼痛疗效观察（见表 3）。

3.2.4　临床随访　经对 2820 例 5 年随访，功能正常者 2738 例，占 97.09%；复发 82 例，占 2.91%。

3.3　典型案例　赵某，男，51 岁，北京市朝阳区机关干部。1998 年 11 月 25 日就诊。主诉：右侧肩关节疼痛，伴功能障碍 2 个月。经北京协和医院、空军医院就诊，诊断为肩周炎。给予局部封闭和正骨按摩、理疗症状未见明显改善。故经别人介绍前来接受平衡针灸治疗。检查肩关节肱二头肌腱压痛（＋＋＋），肩峰下滑囊、冈上肌附着点（＋＋＋），VAS 目视评价表≥11。临床诊断：肩周炎。治疗方法：平衡针灸疗法。取穴肩痛穴。经第一次治疗，疼痛无 0，3 个小时后出现中度疼痛。治疗 7 次，疼痛缓解 12 小时；治疗 14 次，病人自述夜间可连续睡眠 6 个小时，疼痛的性质程度 60% 轻度 3；治疗 21 次，临床症状消失。2007 年 11 月随访，未见复发。

5　讨论

5.1　平衡针灸可以促进炎症介质和炎症细胞的吸收　我们认为炎性反应是导致肩关节疼痛的主要原因，由于肩关节周围的无菌性炎症与水肿，造成肩关节软组织粘连，引起其组织细胞因子、生化介质、炎性物质、免疫反应细胞等浓度的变化，诱导痛觉过敏和神经受损，产生严重的关节疼痛，并活动加重。针刺肩痛穴可以通过中枢神经从整体进行调节使机体失衡状态下逆转，不仅能改善局部血液循环，可促使炎性反应物进行代谢、排污，恢复神经的生理功能，而且可以产生弹性避让和维持正常神经传导功能。当局部肩周组织粘连或形成斑痕时，则会发生淤血、水肿、缺血而形成恶性循环。平衡针灸的作用原理主要通过外周神经腓浅神经上的靶点，在大脑中枢靶位的调节下，自己修复自己，从源头上恢复正常的平衡机制。促进炎症的吸收和组织的修复。

5.2　局部治疗可以加重肩关节周围的炎症与水肿　我们在临床治疗中对比发现，局部取穴反而使患侧疼痛加重，病程迁延，原因可能与肩关节周围组织渗出、水肿、炎症性变的加重有关。所以我们提出在炎症期水肿期的肩周炎病人绝对不能在局部进行治疗。进入恢复期，局部没有炎症与水肿时可以配合局部治疗。

5.3　针刺可以调整神经通道、松解组织粘连　引起肩痛的原因，主要导致肌肉疼痛、痉挛、粘连，松解组织粘连、减少不良刺激，对于缓解疼痛十分重要。平衡针刺肩痛穴，通过针刺外周神经的强烈针感形成的生物电流的良性信息而引起大脑中枢的应激性调整，使失调紊乱的中枢系统瞬间修复到原来的平衡状态，在中枢自我程序干扰下，使局部肌肉的伸展随后出现的反射性肌肉松弛而使肌肉疼挛得到松解，提高了神经肌肉的兴奋性，促进肩关节软组织的新陈代谢；通过皮肤神经感受器的神经传入，输送大脑良性信息，在病人自我调节下，促使受累的神经复苏功能恢复。另一方面，肩痛与肩关节局部代谢发生障碍，使血液及淋巴的回流受阻，导致在关节周围如关节囊、肱二头肌腱长头及喙肱韧带发生退行性痉挛疼痛，这种痉挛长时间发展下去，从渗出液、细胞浸润继而出现纤维化，限制肩关节的功能活动。

5.4　针刺可以镇痛提高组织痛阈　针刺肩痛穴的镇痛作用是通过中枢神经对体液的调节，提高中枢组织痛阈来实现的。在临床实践中，肩周炎患者在发病过程中由于致痛物质 5-羟色胺（5-HT）等的大量生成和释放，而出痛物质 β-内啡肽（β-EP）的减少，疼痛就越来越重，功能活动严重受限，平衡针灸刺激外周神经靶点，通过中枢靶位可以直接调节神经体液系统，提高痛阈，促进致痛物质的代谢、吸收，刺激出痛物质的分泌。针刺肩痛穴刺激的是腓浅神经靶点，实验研究证能使三磷酸腺苷酶、单胺氧化酶以及 5-羟色胺等单胺物质含量增加，从而提高痛阈，加强镇痛效果。

5.5　肩关节炎症期水肿期禁止功能锻炼　肩周炎形成的粘连其具体原因在于肩关节周围附着肌腱较多，而肌腱处神经末梢丰富，血管少、血液循环差，肩关节囊和肩关节周围软组织受风寒和反复产生的一种广泛的慢性无菌性炎症，使患处疼痛而活动受限。炎症代谢产物吸收缓慢，久而久之，产生广泛粘连，影响肩关节活动，其主要是炎症性反应。如果强调病人进行肩关节的功能锻炼，不但不利于炎症的缓解炎症的吸收，反而加重水肿的形成，使疼痛加剧，粘连加重。通过大量临床验证实，我们认为肩周炎病人不需要配合功能锻炼，只要把炎症水肿吸收了，临床症状解除了，多长时间形成的粘连，多少时间肩关节粘连也可以自行缓解。对于肩关节的功能锻炼进入恢复期，可以配合功能锻炼，但活动强度不能过，超过肩关节本身的耐受阈值还会形成新的肩周炎。

（收稿日期：2008-01-20）

< 149 >

文章编号:1005-0957(2005)04-0004-02

·临床研究·

平衡针灸治疗颈源性肩周炎 1 280 例

王文远[1]，　田　波[2]，　刘　岚[1]，　张莉芳[1]，　窦中梅[1]，　蒋金鹏[1]，　齐迎春[1]

(1. 北京军区总医院全军平衡针灸中心,北京 100026;2. 北京武警医院,北京 100027)

【摘要】　目的　观察平衡针灸治疗颈源性肩周炎的临床疗效。方法　治疗组选用平衡穴位肩痛穴(BP-LE6)、颈痛穴(BP-UE9);对照组采用传统针刺治疗。结果　平衡针灸治疗组疗效明显高于传统针灸对照组(P < 0.01)。结论　平衡针灸是治疗颈源性肩周炎的有效方法。

【关键词】　平衡针灸;颈源性肩周炎;针刺疗法

【中图分类号】　R246.9　　　【文献标识码】　A

Treatment of 1280 Cases of Shoulder Periarthritis Due to Cervical Spondylopathy with Balance Acupuncture　WANG Wen-yuan[1]，TIAN Bo[2]，LIU Lan[1]，ZHANG Li-fang[1]，DOU Zhong-mei[1]，JIANG Jin-peng[1]，QI Ying-chun[1]　1. Army Balance Acupuncture Center，General Hospital of Beijing Military Region，Beijing 100026，China；2. Beijing Armed-police Hospital，Beijing 100027，China

【Abstract】　Objective　To further investigate the clinical efficacy of balance acupuncture for the treatment of shoulder periarthritis due to cervical spondylopathy. Method　Balance points Jiantongxue(BP-LE6) and Jingtongxue(BP-UE9) were selected for a treatment group. A control group received conventional acupuncture. Results　The curative effect was significantly better in the treatment group receiving balance acupuncture than in the control group receiving conventional acupuncture(P < 0.01). Conclusion　Balance acupuncture is an effective method for treating shoulder periarthritis due to cervical spondylopathy.

【Key words】　Balance acupuncture；Shoulder periarthritis due to cervical spondylopathy；Acupuncture therapy

颈源性肩周炎是由神经根型颈椎病引起的颈肩综合征,为临床常见病多发病之一。笔者于 1988 年 8 月以来,运用平衡针灸治疗颈源性肩周炎 1 280 例,现报告如下。

1　临床资料

1.1　一般资料

治疗组 1 280 例中,男 823 例,占64.3%,女 457 例,占35.7%;年龄最小 32 岁,最大 84 岁,平均49.5岁;发病时间最短 3 d,最长 3 年,平均 78 d。职业分布干部(知识分子)512 例,占 40%,工人 381 例,占29.77%,其他 387 例,占30.23%。对照组 300 例,一般状况基本同治疗组。

1.2　诊断要点

1.2.1　本病发病年龄以中年人为主。

1.2.2　部位以肩关节为主,可向肘关节、腕关节放射。有些病人疼痛可向颈肩部、肩胛部放射。

1.2.3　疼痛性质以钝痛、酸痛、胀痛或麻痛为主。

1.2.4　胸闷心烦,头昏脑胀,失眠,多疑多虑等,伴有心理情绪的变化。

1.2.5　肩关节功能障碍,可影响到上举、外展、后伸、内收功

能。1 个月以内称为假性粘连,1 个月以上称为真性粘连。

1.2.6　X 线摄片、CT 片可示颈椎椎体增生,椎间隙变窄。

2　治疗方法

2.1　治疗组

主穴:肩痛穴(BP-LE6),此穴位于足三里穴下 2 寸,偏于腓侧 1 寸。针刺体位取坐姿膝直位。交叉取穴,右侧肩周炎针刺左侧穴位,右侧肩周炎针刺右侧穴位。采用提插针刺手法,以远距离(足面足趾)触电式针感为佳。

辅穴:颈痛穴(BP-UE9),此穴位于无名指与小指指掌关节结合部的正中点。手呈半握拳姿势取之。右侧病变取左侧穴位,左侧病变取右侧穴位。针感以局部酸麻胀痛为主。

2.2　对照组

肩贞、肩髃、肩髎、肩井、手五里、手三里、支沟。

2.3　疗程

每日 1 次,21 次为 1 个疗程。

3　治疗效果

3.1　疗效标准

临床治愈:疼痛消失,肩关节功能恢复正常,能参加正常工作和学习。

显效:疼痛显著减轻,功能明显改善,恢复正常工作与生活。

基金项目:国家中医药管理局"十五"百项中医药标准规范化研究招标课题(2000ZL05 号)

作者简介:王文远(1945-),男,主任医师

< 150 >

上海针灸杂志 2005 年 4 月第 24 卷第 4 期
·5·

有效:疼痛减轻,功能改善。

无效:疼痛,功能无变化。

3.2 疗效分析

表 1   针刺 1 个疗程疗效统计   例(%)

分组	N	临床治愈	显效	有效	无效
治疗组	1280	809(63.20)	275(21.48)	71(5.55)	25(1.95)
对照组	300	95(31.67)	115(38.33)	71(23.67)	19(6.33)

表 2   针刺 2 个疗程疗效统计   例(%)

分组	N	临床治愈	显效	有效	无效
治疗组	1280	1079(84.30)	176(13.75)	25(1.95)	0
对照组	300	166(55.33)	78(26.00)	47(15.67)	9(3.00)

两组经统计学处理疗效存在显著差异,治疗组明显高于对照组($P<0.01$)。

3.3 病例介绍

患者,男性,52 岁,2001 年 3 月 9 日就诊。右肩关节疼痛 38 日。因受凉引起右肩关节疼痛,到某院骨科 CT 片检查诊断:①冻结肩,②神经根型颈椎病。经地塞米松、奴夫卡因局部封闭,效果不明显,又进行理疗按摩,症状改善不明显,又进行小针刀治疗。结果症状反而加重,影响到夜间睡眠。故前来接受针灸治疗。检查 C_4、C_5、C_6 颈椎间隙轻度压痛,肩关节肱二头肌、肱三头肌压痛(++++),上举 110°,内收 35°,外展 40°,后伸 35°。临床诊断为颈源性肩周炎。采用平衡针灸疗法。取肩痛穴、颈痛穴,每日 1 次,经连续治疗 7 次,疼痛基本缓解,夜间能入睡 5 h。3 星期时疼痛消失,肩关节功能恢复正常。2 年后随访未见复发。

4   讨论

4.1 抵抗力下降,代谢功能降低是主要病因

本病主要因中年人进入生理性衰老阶段,抵抗力下降导致免疫功能下降,代谢功能下降。二是肩关节因功能需要活动量大,易于疲劳,局部代偿功能下降。三是致病因素受凉。其病理主要是肩关节的软组织受寒冷刺激以后,致使局部代谢紊乱,形成软组织的无菌性炎症。

4.2 平衡针灸的治疗是在大脑中枢的参与下完成的

首先,针刺治疗能够刺激脑啡肽释放,增加对机体的耐受量,缓解疼痛。促进血液循环,使致病因子及早排掉,促进组织修复。其次,组织细胞的损伤必然导致细胞膜层的受损,使细胞内阳离子浓度梯度破坏,尤其是 Ca^{2+} 内流增多,使脑内 Ca^{2+} 浓度升高,引起细胞水肿变性,而针刺治疗可以调整细胞内钙离子活动值的作用可能与细胞对 Ca^{2+} 转运功能的恢复有关。对组织损伤,尤其是肌肉组织损伤修复有明显促进作用。针灸还可以调节机体免疫功能,减少炎性细胞及淋巴细胞在损伤部位局部聚集,减少其在损伤部位致使作用,有利于损伤的修复[1]。

4.3 炎症期禁止功能锻炼

炎症期、水肿期不宜进行功能锻炼,可加速症状的改善,功能的修复。因为在炎症期、水肿期进行功能锻炼,不但不利于炎症的吸收,反而经过刺激而加重疼痛。

4.4 炎症期禁止局部治疗

炎症期、水肿期局部不宜进行机械性治疗。因为进行机械性推拿按摩、针刀、封闭等机械性刺激反而会加重炎症和水肿。

参考文献

[1] 王文远.中国平衡针灸[M].北京:北京科学技术出版社,1998.2(80).

收稿日期   2004-12-30

平衡针灸学的特点

·相关链接·

● **单穴疗法**   根据针灸只作为手段而不是直接为目的指导思想,选择体表相应的敏感穴位借助这种人为的刺激手段、间接地达到自身平衡的目的。

● **即时效应**   即时效应就是一针见效,要求 90% 以上的病人 3 秒钟内出现不同程度的症状改善。

● **三快针法**   三快针法即进针快、找针感快、出针快,要求 3 秒钟内完成一个针刺过程,因为传统针法较多,临床掌握比较困难,实际上从平衡针灸学的实践来看,只强调提插不强调手法。

● **针感效应**   平衡针灸学的主要特点强调针感效应,这是区别穴位针刺是否正确的重要标志,其针感因针刺不同的神经而出现酸、麻、胀、痛,传导、放射等不同的自我感觉。针感的实质是指神经或神经末梢感受器受到刺激而兴奋的结果。形成针感的物质基础,从形态学研究证明除要求的神经外,还可能包括肌梭,腱器官,环层小体,血管,游离神经终末都参与了信息的传递作用。

● **穴位的非特异性**   平衡针灸学不过于强调穴位的定位,因为平衡穴位要求以神经为主,只要扎在要求的相对的一段神经上即可。平衡针灸学对穴位的要求主要明于神经,因此上、下、左、右只要扎在相应的神经上就可收到理想的治疗效果。

● **穴名通俗化**   平衡针灸学的穴位特点是以部位功能、主治来定名。如头痛穴、腰痛穴、臀痛穴、膝痛穴、升提穴、癫痫穴等一学就会,易于普及。

● **安全无副作用**   平衡穴位 90% 以上分布在四肢,胸腹部、脊背部仅有 6 个穴位,其中有 4 个穴位用指针疗法,避免了针刺中常见的副作用。

(引自王文远.中国平衡针灸学的研究.针灸临床杂志,1995,11(10):53-56)

< 151 >

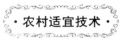

·农村适宜技术·

国家中医药管理局农村中医适宜技术推广专栏（一）

"平衡针灸"针刺肩痛穴治疗肩周炎技术

王文远

肩周炎是临床常见病和多发病，以肩部疼痛、功能受限为主要临床特点，为中、老年人的常见病、多发病之一。多由肩周肌、肌腱、滑囊、关节囊的慢性损伤性、无菌性炎症所致。祖国医学认为本病属"痹证"、"肢节痛"范畴，多为上肢筋肉、肌肉、关节等软组织受风、寒、湿邪外袭，闭塞经络，气滞血瘀所致，主要表现为"肩痛累月，肩关节如胶连接不能举"，又称之为"肩凝症"。

经过多年的探索，我们成功找到了位于下肢腓浅神经上的特定穴位"肩痛穴"。平衡针灸法针刺肩痛穴治疗肩周炎技术具有操作简便、价格低廉等特点。1989年曾获全军科技二等奖、"十五"被列为国家级中医药标准化招标课题。

1 适应证

各种原因引起的肩关节部位的疼痛：包括肩周炎、颈椎综合征、胸廓出口综合征、肩袖损伤、颈肩肌筋膜炎、脆性骨软骨炎、冈上肌腱断裂等引起的疼痛。

1.1 西医诊断标准 ①40～50岁以上，缓慢起病，多有受凉或外伤史；②肩部疼痛逐渐加重，肩关节功能活动受限；③体征检查：肩局部压痛，活动受限，肌肉萎缩。④ X线检查阴性。

1.2 中医诊断 ①风寒阻络：肩部疼痛、抬举困难、手指麻木、微恶风寒，舌淡红苔白，脉浮紧；②气虚血瘀：肩部疼痛、上举困难、肩部活动不便，面色灰白、气短乏力，舌淡苔薄白，脉沉细或细涩；③寒湿凝结：肩部疼痛、遇寒加重、得热痛减，苔白腻，脉沉而迟缓。

1.3 孕妇禁用。

2 治疗方法简介

2.1 操作方法

2.1.1 病人取仰卧位，暴露膝关节下肢。选穴肩痛穴，该穴位于腓骨小头与外踝连线的上1/3处点，在穴位上消毒。

2.1.2 取穴原则 交叉取穴：右侧病变取左侧穴位，左侧病变取右侧穴位，即左右上下交叉取穴原则。交叉取穴是平衡针法的特色之一。

2.1.3 针刺方法 采用28号3寸毫针1支，行直刺法，进针约2.5寸，可行上下提插针刺手法，待出现针感即可出针，整个针刺时间应控制在3秒钟以内。病情较重、病程较长的患者可留针以增强针效。留针期间可适当配合肩部运动。

2.1.4 出针 快速出针，并以酒精棉球按压针孔1分钟，以防出血。

2.2 技术关键环节

2.2.1 肩痛穴定位必须准确 肩痛穴是平衡针灸治疗肩周炎的主穴，属经外奇穴之一，又称"中平穴"，位于小腿腓侧，腓骨小头与外髁高点的连线上，髌骨中线下5寸处，或髌骨中线与踝连线之中上1/3处。也可根据足三里穴下2寸，上巨虚穴上1寸，以偏于腓侧1寸的原则取穴。

2.2.2 交叉取穴 即右侧肩周炎取左侧穴位，左侧肩周炎取右侧穴位。

2.2.3 快速进针 针尖与皮肤呈90度角向下直刺2.5寸左右。

2.2.4 快速针刺手法 即进针快，出针快，整个针刺过程控制在3秒钟内。

2.2.5 针感要求 以局部酸、麻、胀，并向足部放射为宜，个别患者可传导至肩部，传至肩部者疗效最佳。

2.3 治疗时间及疗程 发病2周以内者，每日针1次，14次为1疗程；发病2～4周者，每日针1次，21次为1疗程；发病4周以上者，每日针1次，28次为1疗程。

3 不良事件及处理方法

晕针是针灸常见的副作用，针刺"肩痛穴"，只需3秒，时间极短，发生晕针的概率很小。病人首次就诊应让其卧床治疗，以防晕针。

4 注意事项及禁忌证

4.1 在急性炎症期水肿期所引起的肩部疼痛不能进行功能锻炼。待病情进入恢复期后可配合适度的功能锻炼，否则会增加新的炎症和水肿。

4.2 在急性期、炎症期、水肿期所引起的肩部疼痛，严禁在局部进行机械性治疗。如推拿按摩、火罐、刮痧、针灸针刀、药物封闭、理疗烤电等，都会加重肩部的急性炎症和水肿。

4.3 对体质虚、体质过敏、伴有慢性病的病人，针刺肩痛穴后可出现局部痛或不适感觉，可以通过交叉针刺膝痛穴缓解。

5 特点

①取穴少，痛苦小；②见效快、疗效高；③操作简便、易于普及；④安全性较高；⑤突出人体自身平衡。

6 临床研究结论

①找出了治疗肩周炎肩部软组织损伤的专病专穴—"肩痛穴"；②突出即时效应，针刺当时见效率达90%；③提出针刺神经支或神经干产生的针感效应假说；④采用单穴疗法；⑤针刺经验穴—肩痛穴，临床治疗380例，有效率94.1%。肩痛穴治疗组疗效与传统取穴对照组比较差异有非常显著性($P<0.01$)；⑥无副作用。

本法安全简便易行，具有良好的社会效益和经济效益，特别适合于广大农村，值得推广。

复习题：

1.肩周炎是临床常见病和多发病，以下描述正确的有( )
A．肩部疼痛、功能受限 B．多发于中、老年人 C．其病因为受风、寒、湿邪外袭，闭塞经络，气滞血瘀所致 D．属中医"痹证"、"肢节痛"范畴

2.肩痛穴的取穴原则是( )
A．交叉取穴 B．对应取穴 C．定位取穴 D．交替取穴

3.平衡针灸治疗肩周炎的针刺过程一般控制在(C)之内。
A．5秒钟 B．1分钟 C．3秒钟 D．3分钟

4.下面对"肩痛穴"定位的叙述中，哪些是正确的( )
A.足三里穴下2寸 B.腓骨小头与外踝连线的上1/3处点 C.偏于腓侧 D.三阴交上一寸

5.下面对针刺"肩痛穴"治疗肩周炎技术的叙述中，不正确的是( )
A．该技术仅适用于肩周炎患者 B．在急性炎症期水肿期所引起的肩部疼痛治疗过程中，要同时进行功能锻炼。 C．针尖与皮肤呈90°角向下直刺2.5寸左右。 D．本技术的特点之一是进针快、出针快。

（答案见下期）
（组织推广：中国中医药科技开发交流中心）
（收稿：2006-10-10 编辑：白兰芳）

作者单位：100026 北京军区总医院全军平衡针灸中心

< 152 >

附件Ⅲ

新闻媒体最新部分报道

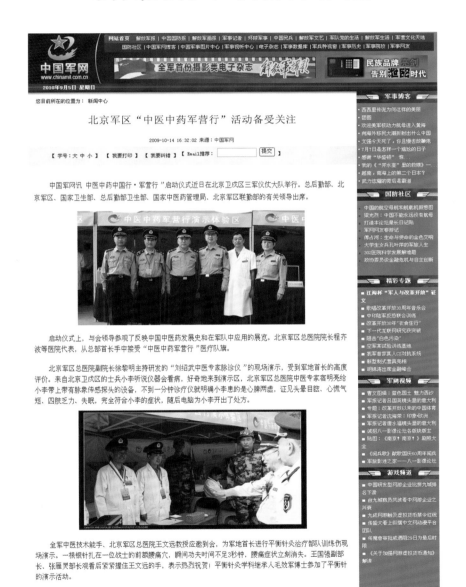

北京军区"中医中药军营行"活动备受关注

2009-10-14 16:32:02 来源：中国军网

中国军网讯 "中医中药中国行·军营行"启动仪式近日在北京卫戍区三军仪仗大队举行。总后勤部、北京军区、国家卫生部、总后勤部卫生部、国家中医药管理局、北京军区联勤部的有关领导出席。

启动仪式上，与会领导参观了反映中国中医药发展史和在军队中应用的展览。北京军区总医院院长程齐波等医院代表，从总部首长手中接受"中医中药军营行"医疗队旗。

北京军区总医院副院长徐黎明主持研发的"刘绍武中医专家脉诊仪"的现场演示，受到军地首长的高度评价。来自北京卫戍区的士兵小李听说仪器会看病，好奇地来到演示区，北京军区总医院中医专家宿明亮给小李带上带有脉象传感探头的设备，不到一分钟诊疗仪就明确小李患的是心脾两症，证见头晕目眩、心慌气短、四肢乏力、失眠，完全符合小李的症状，随后电脑为小李开出了处方。

全军中医技术能手、北京军区总医院王文远教授应邀到会，为军地首长进行平衡针灸治疗部队训练伤现场演示。一根银针扎在一位战士的前额腰痛穴，瞬间功夫时间不足3秒钟，腰痛症状立刻消失。王国强副部长、张雁灵部长观看后紧紧握住王文远的手，表示热烈祝贺！平衡针灸学科继承人毛效军博士参加了平衡针的演示活动。

< 153 >

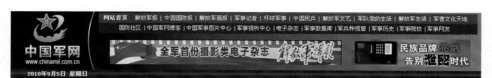

网站首页 | 解放军报 | 中国国防报 | 解放军画报 | 军事记者 | 环球军事 | 中国民兵 | 解放军文艺 | 军队党的生活 | 解放军生活 | 军营文化天地
国防社区 | 中国军网博客 | 中国军事图片中心 | 军事视听中心 | 电子杂志 | 军事数据库 | 军兵种视窗 | 军事历史 | 军事院校 | 军事网友

中国军网
www.chinamil.com.cn

2010年9月5日 星期日

您目前所在的位置为：--> 新闻中心 --> 医疗卫生

平衡针灸现场演示海峡论坛备受关注

2009-05-25 15:19:41　　来源：中国军网

【 字号：大 中 小 】【 我要打印 】【 我要纠错 】【 Email推荐：　　　　　　】【 提交 】

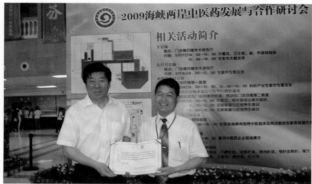

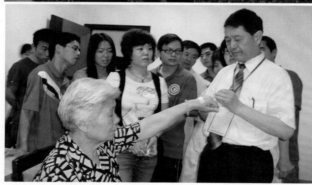

　　中国军网5月25日讯王晓辉、郑欣杰报道：由国务院台湾事务办公室、教育部、卫生部、国家中医药管理局等21个部委和民革中央、台盟中央与福建省人民政府共同举办的"海峡论坛"近日在厦门等地举行。

　　此次论坛主题是"扩大民间交流，加强两岸合作，促进共同发展"。旨在构建两岸民间交流。"2009海峡两岸中医药发展与合作研讨会"作为海峡论坛的大型系列活动，于5月17日~18日在厦门中医院召开。

　　参加此次交流活动的300多名来自海峡两岸的中医药界知名专家、学者及企业界人士，共同就两岸中医药交流、教育、科研、产业合作等进行深入研讨，组织临床实用技能和特色疗法的现场演示以及中药企业的展示活动。

< 154 >

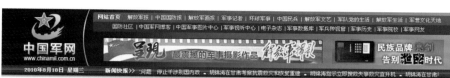

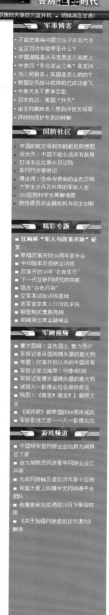

您目前所在的位置为：--> 新闻中心 --> 医疗卫生

平衡针灸创始人王文远为申奥官兵义诊

2008-06-03 09:11:17　来源：中国军网

【字号：大 中 小】【我要打印】【我要纠错】【Email推荐：　　　　　　　】提交

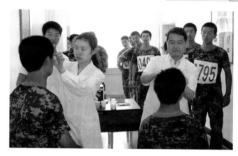

中国军网6月3日讯 郑欣杰、张利芳报道 近日，北京军区联勤部卫生部组织北京军区总医院的10人专家组专程来到京郊的民兵训练基地，为参加奥运礼宾训练大队的官兵进行义诊。

为了让申奥官兵亲自享受国家级平衡针灸重点专科带头人平衡针灸创始人王文远教授的一病一穴、3秒钟见效的特色针技，医疗处郭雷处长发出特别邀请。早上不到6点钟，王文远教授就起床待命，和陪同义诊的张利芳医师、郑欣杰医师就餐后处发，提前30分钟到达驻训基地。从8点半开始中间没有休息一直忙到中午12点，先后诊治了不同程度颈肩腰腿痛的208名官兵的训练伤。一针治愈率达48%，有效率100%，受到广大官兵的热烈欢迎，大家都称平衡针灸太神奇了！

来自北京军区的战士徐某，21岁，双侧髋骨疼痛3个月，经304医院诊断为髋骨关节炎。由于训练时间紧、任务重、强度大，只能强忍着疼痛咬牙坚持着。只见王教授在他两侧位于肩关节部位的臀痛穴各扎了一针，不到3秒钟，不疼了！兴奋得小战士热泪盈眶，握着王教授的手感激说不出话来。

训练大队章队长，因打球肩背肌拉伤，经治疗后症状时轻时重，反复发作已有3年，甚为烦恼。就诊时左侧肩关节酸胀感明显，王教授仅在他侧肩部压痛点上平刺一针，酸胀感立刻消失，左肩顿感轻松。

训练大队干部李某听专家来了，百忙中赶过来兴奋的说："太好了，又见到王神医了！18年前，还是我当新兵的时候就被王教授治疗过，当时训练累，跑3个五公里，跑下来两小腿疼的不会走路，王教授一针扎下就不疼了。当时我和战友们一下就被震住了，太神奇了！没想到今天王教授又来为我们服务，真是太幸运了！"。

一位来自成都军区右侧头痛3天的战士，张利芳医师从他的左脚头痛穴扎了一针，顿时疼痛消失。另一位来自济南军区急性腰扭伤的战士，被战友搀扶而来，只见郑欣杰医师在他的前额腰痛穴扎了一针，让患者马上活动腰部疼痛消失。

就这样，短短几小时内治疗了200多名战士。平衡针灸的神奇疗效驱走了战士们训练中的伤病和疲惫，看着他们一个个灿烂的笑容，王文远教授和义诊的专家们脸上也露出了满意的笑容。医疗队的所有同志也衷心的祝愿这些战士们以年轻和热忱为奥运会的顺利举办做好保障工作。

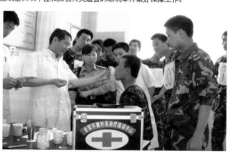

< **155** >

您目前所在的位置为：新闻中心

国家973平衡针灸受到三军女兵方队欢迎

毛效军 郑欣杰

2009-07-30 09:53:07 来源：

【字号：大中小】 【我要打印】 【我要纠错】 【Email推荐： 】 【提交】

　　北京军区总医院华益慰医疗队在专家组长徐黎明副院长率领下，部队训练伤防治专家国家973平衡针灸特色技术发明人王文远教授，973课题组成员平衡针灸科副主任毛效军博士于2009年7月21日奔赴京郊阅兵村，为参加建国60周年国庆阅兵历史使命的三军女兵方队进行训练伤防治。一进入阅兵村，一排排一队队英姿飒爽踢正步的女兵，顶烈日，冒高温，用汗水浇铸刚毅，用奉献书写忠诚，以实际行动接受党和人民的检阅。不少女兵忍着身上的伤病，脚上的水泡，经期紊乱……始终坚持苦炼硬功。王文远教授及医疗队的专家被这些80后90后可爱的女兵感动啦！忘记饮水，忘记休息，不怕炎热从上午9时连续工作到下午5点30分才治疗完最后一个女兵。回到家已是晚9点。不少病人被王文远教授毛效军博士一病一穴、3秒钟90％以上病人疼痛缓解的特殊针法震惊了，前来就诊的巾帼英雄络绎不绝！来自第四军医大学的20岁学生右侧踝关节扭伤，王文远教授在她的左手扎了一针，即刻疼痛消失，激动地说："真神啦！""扎手怎么脚不疼啦！"。来自北京能市朝阳区的一位女兵腰痛3天，毛效军博士在她的前额扎了一针，腰痛即刻缓解。这位女兵高兴地给母亲打手机："我碰到中国的神针啦！三秒钟就治好了我的腰痛！"。

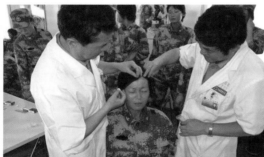

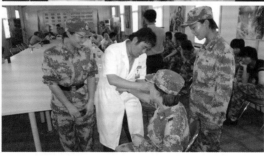

< 156 >

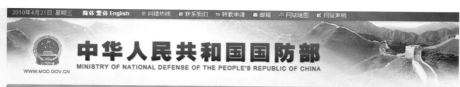

中华人民共和国国防部

MINISTRY OF NATIONAL DEFENSE OF THE PEOPLE'S REPUBLIC OF CHINA

WWW.MOD.GOV.CN

首页 | 今日要闻 | 高层动态 | 军队建设 | 国防建设 | 军事行动 | 军事外交 | 军控裁军 | 国防教育 | 国防科技
军委总部领导 | 国防法规 | 武器装备 | 军事历史 | 国防视点 | 热点专题 | 军事图片 | 国防视频 | 国防服务厅

国防搜索 [全部 ▾] [搜索]

平衡针灸走进维和分队

来源：**中国军网** 作者：庄照来 时间：2010-03-26 09:02:59

3月18日，北京军区总医院东郊训练基地的电教室里，一堂别开生面的讲课正在进行。

"哪位同志身体有什么不舒服的，可以先来做个治疗？"总医院平衡针灸治疗中心的王文远主任微笑着对大家说。

"主任，我长期驾车，右手拇指关节时不时地痛，挺难受的。"

"主任，我牙疼好几天了，能帮我看一看吗？"

"好的，没问题。""可以，来扎一针。"王文远一边笑着回答，一边熟练地选穴、进针、出针。

"哎，这手指还就轻松多了。"

"咦，我的牙立马就不疼了。"

三秒一针，迅即见效的效果，立刻引起了队员们的兴趣：

"主任，您这平衡针扎起来疼不疼呀？"

"主任，过敏性鼻炎平衡针能治吗？"

"主任，颈椎不舒服需要扎几次呀？"

"主任，平衡针灸有没有副作用，会不会有危险？"

……

"好，今天我就给大家讲一讲，平衡针灸的本质、技术特点和在常见病、多发病方面的应用，希望能在健体疗伤、服务战友、服务维和方面，发挥它特有的作用"，王文远主任开始了正式讲课。

按照军委、总部和北京军区的部署，北京军区总医院第二次承担赴利比里亚维和任务，医疗分队已组建完毕，正在进行培训。根据2009年"中医中药军营行"活动中总医院为内蒙古边防一线连队进行平衡针灸培训的经验，专家组组长徐黎明提议、医务部安排，对医院维和医疗分队进行平衡针灸技能的培训。

平衡针灸技术由北京军区总医院专家组主任医师王文远发明。王文远从上个世纪60年代末开始研究，创立平衡针灸新学科，形成了针灸——心理——生理——社会——自然相适应的整体医学调节模式，以达到患者机体自身调整、完善、恢复的目的。平衡针以神经为体系，取代传统针灸的413个穴位，具有取穴少、病人痛苦小、见效快、无副作用的特点，3秒钟即可完成一个针刺过程，90%以上的病人一针见效。可治疗训练伤、肩周炎、颈椎病、腰椎间盘突出、面神经麻痹、偏头痛等多种疾病，总有效率99%，临床治愈率86%，其中一针治愈率11%，被列为国家级重点针灸专科、国家级推广技术。

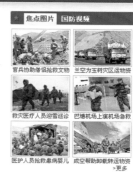

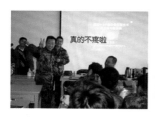

真的不疼啦

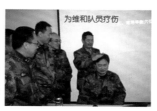

为维和队员疗伤

（责任编辑：陈大鹏）

< **157** >

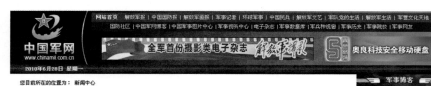

您目前所在的位置为：新闻中心

平衡针灸在非物质文化遗产论坛上引人注目

2010-06-24 09:27:23 来源：中国军网

【字号：大 中 小】 【我要打印】 【我要纠错】 Email推荐：_____ 【提交】

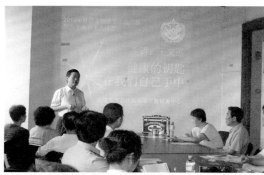

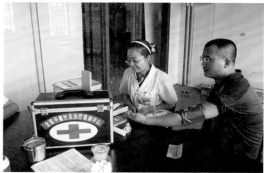

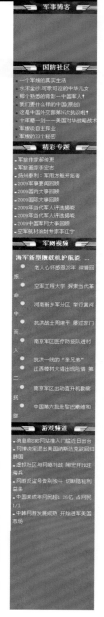

中国军网讯 郑欣杰、庄照来报道：由文化部艺术服务中心主办的"2010世界文化遗产日非遗创意集市高峰论坛"，近日在北京朝阳国粹苑隆重举办。本次论坛旨在展现非物质文化遗产的独特魅力，加强非物质文化遗产传统技艺的保护与传承，促进非物质文化遗产项目的可持续发展。平衡针灸学创始人、北京军区总医院专家组专家、全军平衡针灸治疗培训中心主任王文远教授应邀出席。

主办方为王文远教授专门提供国粹苑三层一号展厅作为平衡针馆，参观体验者可以现场体验平衡针灸治疗的神奇疗效，聆听王文远教授讲授"2010年世界非物质文化遗产日国医平衡养生大讲堂——健康的钥匙掌握在我们自己手中"专题讲座。

"一病一穴、三秒见效"的创新技术特色，让平衡针灸在活动现场受到众多体验者的热烈欢迎。肩周炎、颈椎病、腰椎间盘突出症、膝关节炎、高血压、视网膜炎的患者，不论男女老少，均每人一根针、一个穴位、三秒钟治疗当场见效，震惊了全场。专门面向北美地区播出的中国黄河电视台女记者袁鸿亲自体验平衡针灸治疗颈椎痛后，惊讶地表示"自己从事传媒工作20余年，从没有见过像平衡针灸这样神奇的技艺。"王文远教授从平衡针灸的原理、"靶点靶位学说"、"中枢调控学说"、"针制修复遗传基因程序学说"等方面向她做了介绍。她撂运其它参观任务，饶有兴致地听了王文远教授的讲座。傍晚，在论坛活动临近结束时，袁鸿的两位同行因颈椎很长时间不舒服前来就诊，王文远在二人手背部的颈椎穴各扎一针，再让她们活动一下颈部，顿时都感到轻松了许多。

全军平衡针灸治疗培训中心王艳霞、张利芳、郑欣杰三位医师，总装门诊部张淑琴副主任医师，随同王文远教授出席论坛活动。

< 158 >

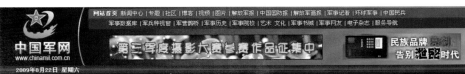

平衡针灸技术省级师资培训结业

2009-08-19 09:32:16 来源：中国军网

【字号:大中小】 【我要打印】 【我要纠错】 【Email推荐：　　　　　　　】 提交

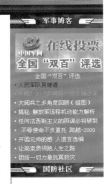

　　中国军网讯 郑欣杰报道：国家中医药管理局2009年第一期全国农村常见病适宜技术《平衡针灸治疗颈肩腰腿痛》省级师资培训班于7月26—8月1日在京举办。来自全国30个省市60多名针灸骨干参加了学习。北京军区总医院平衡针灸创始人王文远教授及亲传弟子王晓辉医师承担了国家973平衡疗法治疗颈肩腰腿痛专科实用技术省级师资培训。王文远教授重点报告了平衡针灸的创新理论"靶点靶位学说"、"中枢调控学说"和平衡针灸治疗颈肩腰腿痛的治疗定位、病因病理定位、纳入标准、排除标准、创新方法、手法、注意事项。王晓辉医师重点报告了平衡针灸治疗颈肩腰腿痛的相关平衡穴位，颈痛穴、肩痛穴、腰痛穴、臀痛穴、肘痛穴、膝痛穴、踝痛穴、腕痛穴的体表定位、神经定位、取穴原则、持针方法、针刺方法、针刺手法、针感、功能主治。采用理论教学与临床教学相结合，临床教学突出现场示教，通过理论考试，技术操作考核达到了培训班的目的。

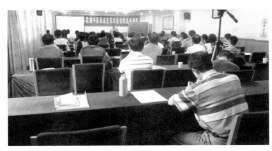

　　在培训班学员座谈会上，大家一致认为：国家中医药管理局举办省级师资培训班非常必要，非常及时，对普及平衡针特色技术，缓解广大农民看病难的问题是一个重大举措。广东省中医院覃小兰主任在学员座谈会上谈了一下参加师资培训班的感想和收获：一、自己能够到北京参加国家级平衡针灸特色技术师资培训班十分高兴，亲自聆听平衡针灸创始人王文远亲自授课。二、一个省才两名，自己能够被推荐参加十分荣幸，希望真正成为广东省级培训基地。三、国家中医药管理局举办全国农村平衡针灸治疗颈肩腰腿痛适宜技术培训班选题非常正确，非常及时，特别一病一穴、安全、3秒钟见效符合广大农民的需求。四、王文远教授深入浅出的教学，理论与实践相结合，以现场示教为主，由始至终地灌输"平衡"、"失衡修衡"、"复衡"的中医创新理念，强调"中枢调控"、"靶点靶位"、"心理失衡致病"重大理论创新机制。王晓辉医师系统讲解示范颈肩腰腿痛8个平衡穴位的标准化临床应用，达到学习班培训的目的。五、推广中心的同志对这次培训班认真负责，严格要求，科学管理，为这次培训班的成功提供了良好的平台。六、决心回去以后，按照国家中医药管理局要求，努力实践，完成县级师资任务的培训工作。

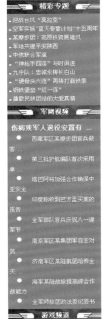

< **159** >

网站首页 新闻中心 专题 社区 博客 视频 图片 解放军报 中国国防报 解放军画报 军事记者 环球军事 中国民兵
军事数据库 军兵种视窗 军营鹊桥 军事历史 军事院校 艺术 文化 军事书城 军事网友 电子杂志 服务导航

2009年9月8日 星期二　　新闻快报》》 融峰会 · 郭伯雄在驻厦门舟山部队调研 · 徐才厚会见保加利亚客人 · 陈炳德会见保加利亚军队总参谋长

您目前所在的位置为：--> 新闻中心 --> 医疗卫生

平衡针灸三秒见效震惊世界针灸论坛

2008-11-16 14:54:53　来源：中国军网

【字号：大 中 小】【我要打印】【我要纠错】【Email推荐：　　　　　　　　】　提交

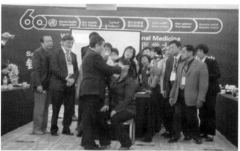

军事博客
· 川藏铁路制痛印度
· 犯罪分子制造恐怖氛围，乌鲁木
· 制衡中国：印度购P8侦察机隐
· 同一张毛票 &nb.
· 60载春秋和你同风雨同舟
· 缅甸华人利益中国应予以关注井
· 但愿这不是诗人的境界……
· 中国十二万大学生进军营&nb.
· 国庆60周年庆祝活动标志和使

国防社区
· 中国的航空母舰和舰载机假想图
· 梁光烈：中国不能永远闭有就哑
· 打造本论坛最长日记贴
· 军网网友春游记
· 傅占河：生命与使命的金色交响
· 大学生女兵兵孔叶萍的军旅人生
· 302医院科学发展解难题
· 政协委员谈金融危机与自主创新

精彩专题
· 江海杯"军人与改革开放"征文
· 歌咏改革开放30周年音乐会
· 中印陆军反恐演训练
· 改革开放30年"衣食住行"
· 空军某试验训练基地
· 我军首家真人CS对抗系统
· 新型制式雪具亮相
· 胡锦涛出席金融峰会

军网视频
· 军文图组：蓝色国土 魅力西沙
· 军报记者 直国英镜头里的意大利
· 专题：改革开放以来的中国体育
· 军报记者沈海荣：另一个视角
· 军报记者薛水福镜头里的意大利
· 试招八一影像论坛各旗块版主
· 贴图：《南京！南京！》剧照大全
· 《阅兵歌》献歌国庆60周年阅兵
· 军旅影视之家——八一影像论坛

游戏频道
· 中国研发型网游企业比拼九城排名下滑
· 由九城数风波看中网游企业之兴衰
· 九城网游触及虚拟货币禁令红线
· 侬監大春上级摘中文网游搜平台团队
· 传魔兽审批或遇阻29日为最后时限
· 《关于加强网游虚拟货币通知》解读

中国军网讯 张利芳报道：11月7日，世界卫生组织传统医学大会针灸与人类健康卫星研讨会在京隆重召开，来自23个国家和地区的1000余名代表参加了此次盛会。世界针灸学会联合会秘书长沈志祥教授主持了开幕式。平衡针灸学创始人、国家973课题负责人北京军区总医院王文远教授应邀为参会代表进行了平衡针灸治疗颈肩腰腿痛的现场演示。

王文远教授首先介绍平衡针灸技术特点，"一病一穴、90%以上3秒钟见效，希望参会的各位专家各位代表有颈肩腰腿痛的上台来，体验考察平衡针的临床疗效！"好多代表听到3秒钟见效怀着好奇、怀疑、惊讶、赞许等不同的心理，有十几个不同国家的代表高高举起右手。首先上台的是一位自诉颈背部、胸部疼痛的男性代表，王教授在他的右上肢的胸痛穴针刺后，代表活动了一下身体诉："胸痛缓解了80%，颈部缓解了30%。"王教授又手上颈痛穴快速刺出针，这时该代表惊讶的说："疗效确实惊人！疼痛基本缓解了！"接着是一位来自马来西亚的女士诉："由于工作关系长期饮食不规律胃部疼痛6年余。"王教授予予颌处的胃痛穴快速刺出针，该代表兴奋地说："太棒了！好神奇！确实胃不痛啦！并且一直感到发凉的胃部及背部现在感到发热了！"全场爆发出热烈的掌声。第三位上台的是一名女代表代表诉："由于长期伏案工作反复背部疼痛，弯腰受影响。"王教授在该代表前额的腰痛穴针刺后，其弯腰活动自如了，身有体会地说："不痛了，确实一点不痛了！我是北京中医药大学的一名博士早听说过平衡针灸的疗效神奇，但我想平衡针灸也是针灸能有多特别，今天一体验果真疗效非凡。"全场再次爆发出雷鸣般的掌声……"国外的代表纷纷竖起大拇指诉："Balance Acupuncture is Number one！Doctor Wang is great！"有的用不流利的中文讲："真是太神奇了！"

当演示第四位代表后，大会主持人加拿大的中医针灸学会会长阻止了大家，请留出王教授答辩的时间。王教授根据代表提出平衡针的原理与传统针灸的区别等进行了解答："平衡针灸是在继承传统医学的基础上吸收现代科学理论发展的一门现代科学。从2500年前皇帝内经的经络体系直接进入现代中枢神经体系。从外周神经上发现了大脑中枢靶位调空下的靶点，如治疗高血压的降压穴、治疗胃病的胃痛穴、治疗颈椎病的颈痛穴、治疗腰部疾病的腰痛穴。"中国卫生画报社的办公室主任及新华社的记者目睹了平衡针的神奇疗效，表示有机会一定要专访王教授，将这样具有传奇色彩、神奇特效的平衡针灸技术让更多的人了解！

< 160 >

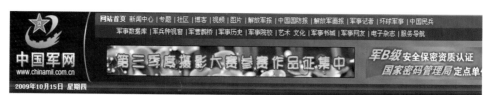

网站首页　新闻中心│专题│社区│博客│视频│图片│解放军报│中国国防报│解放军画报│军事记者│环球军事│中国民兵
军事数据库│军兵种视窗│军营鹊桥│军事历史│军事院校│艺术 文化│军事书城│军事网友│电子杂志│服务导航

中国军网
www.chinamil.com.cn

2009年10月15日 星期四

您目前所在的位置为：新闻中心

王一针为三军仪仗队战士疗伤

2009-09-24 10:04:12 来源：中国军网

【字号：大 中 小】　【我要打印】　【我要纠错】　【Email推荐：　　　　　　　】　【提交】

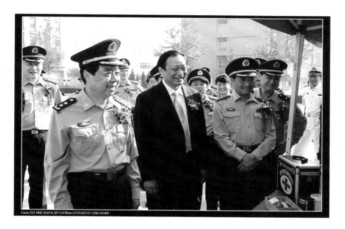

中国军网讯 郑欣杰报道：中医中药军营行"启动仪式"近日举行，国家卫生部副部长兼国家中医药管理局局长王国强到会，对参会的广大官兵和军队的中医工作作了肯定与认可。

王国强副部长与总后勤部副部长秦银河中将，北京军区副司令黄汉标中将等军地领导一同参观了全军中医特色技术展示活动。当王部长来到北京军区展区前，正值国家973平衡针课题负责人王文远主任在为一名来自三军仪仗队的新战士治疗训练伤。只见王文远将一根无菌针灸针在患者的前额扎了一针，瞬间出针，时间不足2秒钟，令患者站立活动腰部，惊奇地战士自然自语地说："真不痛啦！"，"神啦！"。

王部长亲眼目睹国家卫生部国家中医药管理局向全国农村社区推广的平衡针灸技术非常高兴！一位国家中医部长和一位军队中医针灸专家同时相互敬了一个军礼！瞬间上前紧紧提住了王主任的手："祝贺演示成功，成功创立的平衡针灸技术为军民的健康作出的积极贡献表示感谢！"。

军事博客

国防社区

60周年大阅兵军网与你同期共
军网十周年讲讲你和军网的故
新中国60周年国庆大阅兵专题
你是否留意过你的父母
徒步方队总教练袁大庆
三军仪仗队军旗手朱振华
《人民日报》历年国庆典报
中国人民解放军赋

精彩专题

军礼！致敬新中国60年
国庆60周年大阅兵
武警阅兵方队风采录
重返延安
三军女兵青春飞扬练兵场
中国人民解放军军乐团
史上最大规模军乐演奏
中国首批歼击机女飞行员
军旅话题《生命高度》
军歌嘹亮颂祖国

军网视频

学习胡主席重要讲话热
林茂光：传奇的成功与功…
新中国60年国庆大阅兵
播回顾
解放军美术书法展在港
出
"前锋—2009"联合军演
完…

< 161 >

您目前所在的位置为：新闻中心

呼伦贝尔军分区举办平衡针灸培训班

2009-11-27 08:49:10 来源：中国军网

【字号：大中小】 【我要打印】 【我要纠错】 【Email推荐：_____ 提交】

中国军网11月25日讯 庄照来、郑欣杰报道 第二届边防部队平衡针灸·心理服务技能培训在呼伦贝尔军分区开班，来自一线连队和团卫生队、军分区医院的46名军医、卫生员参加培训。适合边疆需要的课程，神奇的平衡针灸技术，不仅吸引了从事辅诊工作的检验、特诊、放射、药剂人员的目光，学员行列中，还出现了军分区政治部宣传科长、后勤部营房科长的身影。

呼伦贝尔军分区驻守在内蒙古自治区的最东部，担负着1600公里的边境守卫任务。部队驻地多数地区气候严寒、交通不便、人烟稀少、信息闭塞，最低温度零下57度；有5个连队驻地的方圆百公里荒无人烟，最远的一线连队距离团部330公里，距分区机关670公里，官兵就医十分不便。

今年六七月间，北京军区总医院组织华益慰医疗队到战备自然条件最艰苦、驻地最边远、官兵就医最不方便的阿拉善、呼伦贝尔军分区巡诊，了解边防部队的医疗需求。根据两次全军心理服务工作会议和全军"中医中药军营行"的要求，经军区联勤报卫生部批准，决定选择边防部队最需要、同时也最适宜的平衡针灸和心理服务作为主要内容，举办由一线连队军医、卫生员和团卫生队、分区医院医生参加的"边防部队平衡针灸·心理服务技能培训班"，建设一支"离得近、靠得住、用得上"的医疗队，保证边防官兵有更健壮的体魄、更过硬的心理素质，更好地遂行多样化的军事任务。

在开班仪式上，总医院专家组组长、华益慰医疗队队长徐黎明代表齐波院长、周爱国政委和全院三千名医务人员的委托，向呼伦贝尔军分区的全体官兵表示诚挚的敬意和感谢！他说，这不仅仅是因为我们的边防巡诊和培训班得到分区党委、机关和各团队的大力支持与协助，更重要的是边防官兵用无私的奉献、用自己的青春和热血，守好祖国的北大门，让内地的人们有着幸福和安宁的生活。总医院的医务人员永远不会忘记你们！

徐黎明说：总医院院长程齐波、政委周爱国明确表示：总医院要为基层部队、为边防官兵提供面对面、心贴心的服务。边防官兵们献了青春献终身，决不能让他们在健康上再留下欠账，要让他们享受到总医院专家级的医疗服务。

徐黎明说：这一期培训班，不光是医生参加，检验、特诊、药剂、放射技师和政工干部、营房管理干部也都来参加。有更多的人来学习平衡针灸、学习心理服务技能，让我们更加感到军委、总部的心理服务和"中医中药进军营"活动反映了基层官兵的心声，更加感到适宜的心理服务技能和中医技术是边防部队所需所爱，更加感到一专多能、全科医生素质培训是提高边防部队卫勤保障能力的一条重要途径，更加感到军委领导提出的"心理素质是战斗力、心理服务出战斗力"理念是完全符合部队实际的。

开班仪式上，呼伦贝尔军分区参谋长张伟智代表正在基层蹲点的分区张司令员、正在外地的孙政委，感谢军区总医院自1996年以来的技术帮带，特别是今年7月份的边防巡诊和这次培训，为边防官兵雪中送炭，排忧解难，为我们更好地履行职责、守好边、站好岗，提供了坚强的保障。

开班仪式后，王文远、毛效军先后主讲平衡针灸课程。

< 162 >

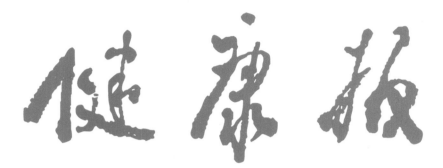

HEALTH NEWS

中华人民共和国卫生部主管

2009年11月3日　星期二 ｜ 新闻热线: 13683080259

农历己丑年　九月十七 ｜ 第8488期　今日8版

国内统一刊号/CN11-0010　邮发代号/1-20 ｜ http://www.jkb.com.cn

平衡针灸心理服务技能培训班
在内蒙古军区边防某团举办

2009年10月25日上午,一场别开生面的培训班开班仪式在内蒙古边防某团电教中心举行。开班仪式上,来自北京军区总医院华益慰医疗队的专家、平衡针灸学创始人王文远为来自边防一线的37名军医和卫生员演示了平衡针灸疗法。

据悉,华益慰医疗队是全军"中医中药军营行"组成队伍之一。此次该医疗队到访的内蒙古边防某团驻守在巴丹吉林、乌兰布和、腾格里三大沙漠的腹地。此地年平均降雨量不足37毫米,蒸发量却高达3700毫米;夏季沙漠、戈壁地表温度达71℃,年均大风90天以上。一线连队距团部最远的有300公里,就医十分不便。北京军区总医院院长程齐波、政委周爱国表示:边防官兵们奉献了青春,决不能让他们在健康上再留下亏欠,要把适宜的医学知识、技能送到边防部队,让官兵拥有更健壮的体魄、更过硬的心理素质,更好地执行多样化的军事任务。

平衡针灸课程主讲人王文远说:边防部队更需要简便、有效的诊疗技术,能为他们疗伤祛痛,是我的荣幸。　　　　(郑欣杰　庄照)

< 163 >

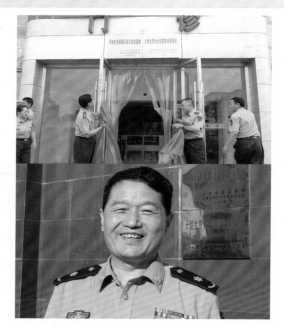

网站首页　解放军报　中国国防报　解放军画报　军事记者　环球军事　中国民兵　解放军文艺　军队党的生活　解放军生活　军营文化天地
国防社区　中国军网博客　中国军事图片中心　军事视听中心　电子杂志　军事数据库　军兵种视窗　军事历史　军事院校　军事网友

中国军网
www.chinamil.com.cn

智能卡、用户口令双重因子保护
解除您的信息安全隐患

2010年9月5日 星期日

您目前所在的位置为：新闻中心

平衡针灸军训伤防治基地在内蒙某部建立

2010-08-09 09:31:00 来源：

【字号：大中小】 【我要打印】 【我要纠错】 □Email推荐： [   ] 【提交】

军事博客
· 西西里传说为何这样的美丽
  团圆
· 欢迎美军核动力航母进入黄海
· 向海外移民大潮折射出什么中国
· 文强今天死了，你且慢去办聊斋
· 7月1日是怎样一个尴尬的日子
· 感谢"华盛顿"惊
· 我的《"开水壶"里的救赎》一
· 越南，南海上的第二个日本？
· 武力炫耀的背后是霸道

国防社区
· 中国的航空母舰和舰载机假想图
· 梁光烈：中国不能永远没有航母
· 打造本论坛最长日记贴
· 军网网友春游记
· 傅占河：生命与使命的金色交响
· 大学生女兵孔叶萍的军旅人生
· 302医院科学发展解难题
· 政协委员谈金融危机与自主创新

精彩专题
· 江海杯"军人与改革开放"征文
· 歌唱改革开放30周年音乐会
· 中印陆军反恐联合训练
· 改革开放30年"衣食住行"
· 下一代互联网研究获突破
· 阻击"白色污染"
· 空军某试验训练基地
· 我军首家真人CS对抗系统
· 新型制式营具亮相
· 胡锦涛出席金融峰会

军网视频
· 曹文网络：蓝色国土 魅力西沙
· 军报记者吕国英镜头里的意大利
· 专题：改革开放以来的中国体育
· 军报记者沈海东：印象·欧洲
· 军报记者唐本福镜头里的意大利
· 诚招八一影像论坛签名饭快板主
· 贴图：《南京!南京!》剧照大
· 《阅兵歌》献歌国庆60周年阅兵
· 军放影迷之家——八一影·论坛

游戏频道
· 中国研发型网游企业比拼九城排
  名下滑
· 由九城玩家风波看中网游·企业
  兴衰
· 九城网游赌及虚拟货币禁令红线
· 传感大看上纵横中文网动身平台
  队
· 传魔兽审判截止透明29日方是最后时
· 《关于加强网络虚拟货币通知》
  解读

中国军网讯 全军"中医中药军营行"活动在北京军区持续开展，近日，北京军区总医院分别与内蒙古阿拉善军分区、呼伦贝尔军分区共同建设的"平衡针灸军队训练伤防治基地"先后挂牌。据了解，这是全军首次在边防部队开建平衡针灸军队训练伤防治基地。

北京军区总医院专家组组长徐黎明与阿拉善军分区政委薛成友，北京军区总医院政委周爱国与呼伦贝尔军分区政委孙桂歆，分别出席两地的挂牌仪式并共同揭牌。薛成友、孙桂歆表示：近两年，总医院华益慰医疗队由专家组组长徐黎明带领，先后三次深入边防部队进行巡诊、培训，赠送医疗器械和药品，充分体现了北京军区党委、联勤部党委、首长、机关和总院党委、首长对边防官兵的关心与厚爱，体现了北京军区首长"从根本上把边防官兵看病难问题解决好"的重要指示精神，体现了以人为本、官兵至上的科学发展观。同时，也体现了新时期，首都与边关、将军与士兵、专家与患者之间，崇高的精神培育、高尚的医德情怀和一流的责任风范。边防部队驻地环境艰苦、生态恶劣、地广人稀、生活单调，医疗条件、社会依托比较弱，加上饮食、气候、环境、任务等方面的因素，官兵的身心健康受到了一定的影响。军区总医院帮助创建的平衡针灸训练伤防治基地，将大力提高分区部队的医疗水平，增进官兵的身心健康。我们一定要十分珍惜这个机会，把总院在边防的第一个基地办出特色，办出水平，办出效果，培养更多的医务人才，为边防官兵提供更加全面、更加系统、更加专业、更加规范的服务和保障。

< 164 >

网站首页 | 解放军报 | 中国国防报 | 解放军画报 | 军事记者 | 环球军事 | 中国民兵 | 解放军文艺 | 军队党的生活 | 解放军生活 | 军营文化天地
国防社区 | 中国军网博客 | 中国军事图片中心 | 军事视听中心 | 电子杂志 | 军事数据库 | 军兵种视窗 | 军事历史 | 军事院校 | 军事网友

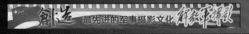

2010年9月5日 星期日

您目前所在的位置为：--> 新闻中心 --> 医疗卫生

平衡针灸在韩国受欢迎

2009-07-15 08:42:56　来源：中国军网

【字号：大中小】【我要打印】【我要纠错】【Email推荐：　　　　　　】 [提交]

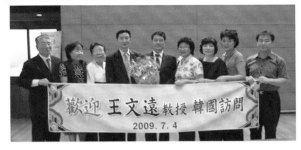

　　中国军网讯 郑欣杰、朴初香报道：应韩国医师协会金立洙会长特别邀请，在韩国平衡针灸骨干人才朴熙春先生的具体协助下，北京军区总医院国家973平衡针灸课题负责人王文远教授率领助手朴初香于7月4—7日专程奔赴韩国首都首尔进行"平衡针灸治疗颈肩腰腿痛的基础研究"重大理论创新和《平衡针灸治疗腰椎间盘突出症》专题讲座。来自韩国各地的韩医师协会成员100余人参加会议。

　　王文远教授7月4日下午四时从首尔国际机场刚下飞机，他的7名学生在韩国平衡针灸学会朴熙春会长的组织下，打着"热烈欢迎王文远教授来韩国访问"的横幅，将象征和平友谊的玫瑰百合花送给来自中国的平衡针灸创始人王文远老师，其中年龄最大的学生73岁。

　　王文远教授7月5日上午在专题讲座前首先宣布："平衡针灸技术经过长达40余年的潜心研究已经被列为"十一五"国家973基础理论研究课题，国家卫生部第二批国家中医药管理局第一批向全国农村社区推广的适宜技术，形成了一人一针、一病一穴、3秒钟90%以上病人见效的技术优势。欢迎在座的各位患有颈肩腰腿的同行上台来体会一下平衡针"。不到10分钟，13位患有颈肩腰腿痛、胃痛、胸痛的医师上台体验。除一位患有30年强直性脊柱炎反应效果不甚明显外，其余全部疗效显著，其中有9位疼痛全部缓解。患者反应"真不疼啦！"，"太神奇啦！"，"扎腿怎么能治疗肩周炎？"，"腰痛不扎腰""平衡针真灵！"……病人对老师的微笑尊敬、鞠躬、佩服、敬意！赢得了台下阵阵掌声。

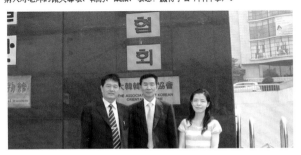

军事博客
· 西西里传说为何这样的美丽
· 团圆
· 欢迎美军核动力航母进入黄海
· 向海外移民大潮折射出什么
· 文强今天死了，你且慢去放鞭炮
· 7月7日是怎样一个尴尬的日子
· 感谢"华盛顿"吧
· 我的《开水窖》里的救赎 一 …
· 越南，南海上的第二个日本？
· 武力炫耀的背后是霸道

国防社区
· 中国的航空母舰和舰载机揭密图
· 梁光烈：中国不能永远没有航母
· 打造本论坛最长日记贴
· 军网网友春游记
· 傅占河：生命与使命的金色交响
· 大学生女兵孔叶萍的军旅人生
· 302医院科学发展解难题
· 政协委员谈金融危机与自主创新

精彩专题
· 江海杯"军人与改革开放"征文
· 歌唱改革开放30周年音乐会
· 军内陈军应急联合训练
· 改革开放30年"衣食住行"
· 下一代互联网研究获突破
· 阻击"白色污染"
· 空军某试验训练基地
· 我军首支真人CS对抗系统
· 新型制式兵器亮相
· 胡锦涛出席金融峰会

军网视频
· 赏之图精：蓝色国土 魅力西沙
· 军报记者吕国英镜头里的意大利
· 专题：改革开放以来的中国体育
· 军事记者出海采：印象·欧洲
· 军报记者童水福镜头里的意大利
· 试招儿—影像论坛各版块版主
· 贴图：《南京！南京！》剧照大全
· 《军兵歌》献歌国庆60周年阅兵
· 军旅影速之——八一影像论坛

游戏频道
· 中国研发型网游企业比拼九城捺名下番
· 由九城裁员风波看中网游企业之兴衰
· 九城网游触及虚拟货币禁令红线
· 佰盛大看上顶模中文网动漫平台团队
· 传媒卷审批或透阻29日为最后时限
· 《关于加强网游虚拟货币通知》解读

< **165** >

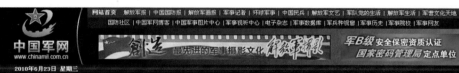

网站首页 | 解放军报 | 中国国防报 | 解放军画报 | 军事记者 | 环球军事 | 中国民兵 | 解放军文艺 | 军队党的生活 | 解放军生活 | 军营文化天地
国防社区 | 中国军网博客 | 中国军事图片中心 | 军事视听中心 | 电子杂志 | 军事数据库 | 军兵种视窗 | 军事历史 | 军事院校 | 军网网友

中国军网
www.chinamil.com.cn

2010年6月23日 星期三

您目前所在的位置为: 新闻中心

平衡针灸治疗高血压技术被国家局推广

2010-06-21 09:28:09 来源：中国军网

【字号:大中小】 【我要打印】 【我要纠错】 【Email推荐:　　　　　　】 【提交】

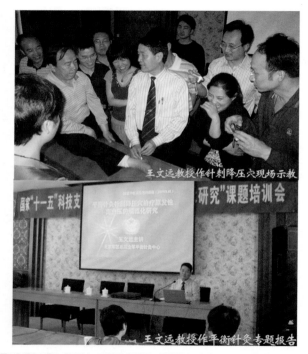

王文远教授作针刺降压穴现场示教

王文远教授作平衡针灸专题报告

中国军网讯 郑欣杰报道：国家"十一五"科技支撑计划50项课题中有10余项作为第一批全国农村社区适宜技术推广项目于5月17—21日在北京京东宾馆举行，来自国家局示范单位的宁夏、黑龙江、浙江省的40余名乡村医师参加了培训。

北京军区总医院专家组专家全军平衡针灸中心主任王文远教授发明的"平衡针灸针刺降压穴治疗原发性高血压技术"在18日下午进行了专题讲座。王文远系统讲解了降压穴的体表定位和神经定位，针刺降压穴的针刺方法与手法，平衡针灸治疗高血压的作用机制、疗程及注意事项。同时进行了平衡针灸治疗高血压及颈肩腰腿痛的现场演示，受到学员的欢迎。来自浙江省的一位乡村医生自述患有高血压8年，目前主要症状头痛、头晕、眼睛干涩，王文远教授在他脚上降压穴扎了一针，使学员感到有一股电流从足底反射到大脑，瞬间感到头脑清醒啦，15分钟后测量血压由治疗前的160/100mmHg下降为140/90mmHg。

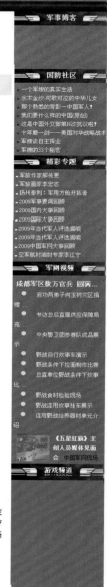

< 166 >

www.news.cn
邀您共同见证放心牛奶生产全过程

www.nmg.xinhuanet.com
内蒙古频道

| 频道首页 | 新闻中心 | 政务在线 | 专题直播 | 焦点网谈 | 图片中心 | 草原金曲 | 盟市头
| 新华网视 | 热点透视 | 高端访谈 | 廉政风暴 | 娱乐天地 | 健康生活 | 体育世界 | 房产置

首页 >> 新闻中心 >> 科教文卫　　　　　　　　　　　　　　2009 年 12 月 28 日 星期一

北京军区总医院"平衡针灸走进内蒙古边防"为部队培养针灸人员

www.nmg.xinhuanet.com　　　2009-12-23 09:45

字体 [大 中 小]　[打印]　[发表评论]　[关闭]

新华社北京12月22日电（庄照来、陈辉）北京军区总医院开展的"平衡针灸走进内蒙古边防"活动，截至22日已为内蒙古军区边防部队培养平衡针灸人员80名，使他们掌握了这一"痛苦小、见效快、无副作用"的中医技能。

据了解，平衡针灸技术是北京军区总医院专家组主任医师王文远发明的。平衡针灸以神经为体系，具有取穴少、病人痛苦小、见效快、无副作用的特点，可用于训练伤、肩周炎、偏头疼等多种疾病的治疗，被列为国家级重点针灸专科、国家级推广技术。目前，世界上有30多个国家建立了平衡针灸治疗中心，600多名外国专家、医学人士从事这一研究。

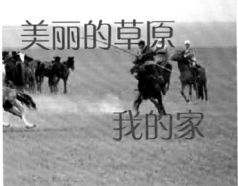

北京军区总医院专门组织王文远等专家今年两次深入内蒙古军区举办"边防部队平衡针灸培训班"，为大漠中的阿拉善军分区和大兴安岭原始森林中的呼伦贝尔军分区边防部队的军医和卫生员传授平衡针灸技术，在边防建设了一支"离得近、靠得住、用得上"的平衡针灸医疗队伍。

培训的同时，专家们还利用平衡针灸等中医中药技术为3000多名边防军民义诊。

北京军区总医院将于明年对内蒙古边防线上新补充的军医和卫生员进行平衡针灸培训。（完）

来源：新华网内蒙古频道　　　　　　　　　　　　　　（编辑：杨大伟）

< 167 >

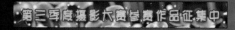

奥良科技安全移动硬盘

2009年8月10日 星期一

您目前所在的位置为：新闻中心

平衡针灸专家到贵州讲学

郑欣杰

2009-07-30 09:48:57 来源：

【字号：大 中 小】 【我要打印】 【我要纠错】 【Email推荐：　　　　　　　提交】

中国军网讯 郑欣杰报道：应贵州省中医院朱广旗院长及贵州省针灸学会邀请，国家973计划中医特色疗法首席科学家上海中医药大学附属岳阳中西医结合医院院长方敏教授带队，7月24日在贵阳市举行了《国家973计划中医特色疗法项目特色技术推广会》。

北京军区总医院平衡针灸项目专家王文远教授首先报告平衡针灸创新理论专题讲座。在讲座之前，王教授宣布：在座的各位专家各位同行有没有颈肩腰腿痛的，愿意体会一下平衡针疗法（一病一穴、一穴一针、3秒钟见效）请上来！话音未落，就有10几个人举起了双手。上来的第一位女医生自述腰痛3天，王文远在她的前额扎了一针，随即疼痛缓解。第二位女医生自述颈椎病一年多啦！近期不舒服，王文远在她的右手扎了一针，高兴的她说，"一下子好了一多半啦！"。第三位患有右侧膝关节痛的医师，王文远在他的左侧肘关节扎了一针，他反复蹲下站起，自言自语的说，"真不疼啦！平衡针太神啦！"不到10分钟一扳针扎完啦！

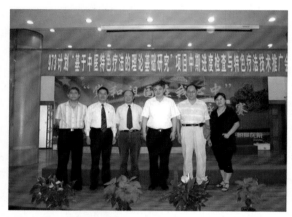

接着王文远教授报告了平衡针灸的创新理论"靶点靶位学说"。阐明了"平衡是健康的基础，失衡是疾病的诱因，修衡是通过针刺外周神经靶点，复衡是在大脑中枢靶位调控下达到机体新的平衡"。从中医《黄帝内经》理论经络体系跨越2500多年进入到现代中枢神经体系。同时进一步明确提出了平衡针灸的治疗定位在中枢，疾病定位在中枢，病因定位在中枢的创新机制，特别是90%以上3秒钟治疗即可见效，充分展示了"中枢调控"、"靶点靶位"、"基因修复学说"的临床基础。

北京中医药大学973平衡针灸课题秘书李瑞教授陪同前来贵州讲学，受到100多名代表的热烈欢迎。其中有一位来自省中医院的医生课后握住王教授的手激动的说，"你现场演示这一招太神奇啦！把整个会场震住啦！"。"我们的病人真正需要的是一针见效的技术。"一位70多岁高龄的老专家感慨的说，"只有部队这所大学才能培养出这样的人才和技术！

< 168 >

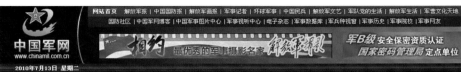

2010年7月13日 星期二

您目前所在的位置为：新闻中心

王文远教授应邀赴日本考察

2010-05-19 09:12:56 来源：中国军网

【字号：大中小】 【我要打印】 【我要纠错】 ■Email推荐：　　　　　【提交】

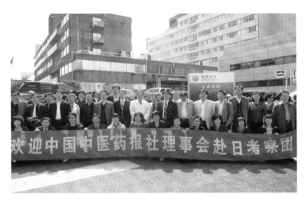

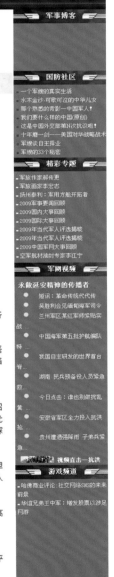

中国军网讯 郑欣杰报道：在中国中医药报组织下，中国中医药考察团一行87人于4月12——16日对日本的东洋医学进行了考察，北京军区总医院专家组专家全军平衡针灸中心主任王文远教授应邀参加。

这次考察加强了中日之间的学术交流，使大家了解了东洋医学。东洋医学也称汉医学，汉医学就是中医学。日本的中医是从中国传入日本，逐渐形成了东洋医学。随着中国中医的飞速发展，大规模中医院校集团化的人才培养机制，和师承制培养中医人才模式，使不少日本中医爱好者西渡重洋来到中国学习中医，使日本中医逐渐形成了汉方医循古派和东洋医现代派。

考察团来到东邦大学医学院大森病院，参观了东洋医学博士三浦於菟教授领导的东洋医学科。三浦於菟教授给大家介绍了日本东洋医学的发展，老百姓热爱中医，热爱针灸有着悠久的历史。每天接受针灸看中医的门诊病人可达上千人，其中尤以中老年人为多。据在日本居住工作10多年的吉林中医药大学的一位教授介绍，三浦於菟教授的中医是在南京中医药大学深造四年以后在日本开设的东洋医学科，有着丰富的临床经验。

参观中我们看到在医院候诊区长椅上坐满了等待看病的病人，秩序良好，标识清楚，安静舒适，环境优雅。病人虽多但多而不乱。医院走廊中看到不少病人将自己的手往仪器上一放，血压检查结果报告单随即打印出来，就诊时医生不再给病人测量血压，加快了病人就诊时间。我们从接受针灸治疗的老人了解到"您患的什么病？"，"胃病"，"扎了多长时间啦？"，"两年多啦！"；"扎针痛不痛？"，"不痛"；"一次扎了多少针？" "40多针"；"您感觉针灸好不好？"，"很好！" "我的胃舒服多啦！" "我喜欢针灸"。从日本老人言谈中我们看到了发自内心对中医针灸的热爱和对医生的高度信任。

据王文远教授介绍，到中国学习平衡针灸的日本学生有几十名。第一位去学习平衡针灸的是福冈市的学生松山太三医师，他于1993年专程乘渡轮来北京学习平衡针灸技术，回国后开展的很好，病人非常多，在日本有一定的影响。并且还在平衡针灸国际学术会议上介绍过临床经验。

< 169 >

网站首页 新闻中心 专题 社区 博客 视频 图片 解放军报 中国国防报 解放军画报 军事记者 环球军事 中国民兵
军事数据库 军兵种视窗 军营智桥 军事历史 军事院校 艺术 文化 军事书城 军营网友 电子杂志 服务导航

中国军网 www.chinamil.com.cn

第三季度摄影大赛参赛作品征集中

奥良科技安全移动硬盘

2009年9月8日 星期二

新闻快报>> 融峰会 | 郭伯雄在驻厦门舟山部队调研 | 徐才厚会见保加利亚客人 | 陈炳德会见保加利亚军队总参谋长

您目前所在的位置为：新闻中心

王一针为新疆农村与社区医师讲课

2010-08-10 10:00:54 来源：中国军网

【字号：大中小】 【我要打印】 【我要纠错】 Email推荐：_____ 提交

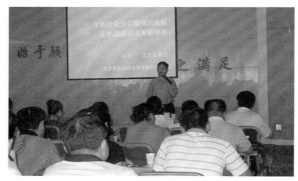

7月17日至18日，北京军区总医院专家组专家、平衡针灸学创始人王文远教授应新疆自治区中医院邀请，为来自基层的农村、社区医师90余人进行"平衡针灸治疗颈肩腰腿痛特色技术"的专题讲座，受到参训者好评。

开课之前，王文远教授首先进行现场演示，问大家有没有颈、肩、腰、腿不舒服的，可以上台来体验一下。话音刚落，就有十几个人举起了手。第一位上来的患有颈椎病，随后第二位腰痛、第三位双膝关节炎。接着，踝关节扭伤、足跟痛、肩周炎、网球肘、胸痛、胃痛、小腹痛、牙痛，一连扎了70多名学员，每人都见到效果。由开始的技术演示，发展为大家都来体验针感，由不相信到怀疑，由怀疑到好奇，由好奇到相信，一下子调动了学员的积极性。

王文远教授这才从什么是平衡针灸，从平衡靶点到平衡靶位，从平衡靶位到中枢调控，从颈肩腰腿痛的内源性与外源性的病因定位和病理定位，系统地进行讲解，逐一对颈痛穴、肩痛穴、肘痛穴、腕痛穴、腰痛穴、臀痛穴、膝痛穴、踝痛穴等八个治疗颈肩腰腿痛的平衡穴位，按体表定位、神经定位、针刺方法、针感、注意事项等五个要点进行演示和讲解，并用3个多小时进行腰椎间盘突出症的专题讲座。授课连续进行8个小时，最后王文远教授一再询问："今天讲的平衡针灸治疗颈肩腰腿痛的理论、方法、穴位、注意事项，各位还有没有不清楚的、有没有没掌握的？"全体学员一致回答："没有啦。"

驻在新疆乌苏的解放军15医院主治医师王强说："这期学习班内容丰富，王老师敬业精神强，从部队训练伤中创立了平衡针灸。通过学习使我对平衡针灸技术有很好的认识，并且亲身感受到平衡针灸3秒钟见效的神奇。建议这样的学习班可以在基层部队多办一些。"

博湖县蒙医院助理医师明代在学习感想中写到："通过这期学习班，我感觉收获很大，让我掌握了我以前不知道的知识。学习平衡针，为我以后更好为患者服务奠定了基础，也将在我今后的从医生涯中产生不可小视的作用。"

伊犁市村医高俊红的体会是："这次学习班办得非常成功，尤其是平衡针疗法对我有很大收获，安全简便，一穴多病，见效快，非常适于广大基层，边疆地区尤其需要这样的中医特色技术。"

军事博客
川藏铁路勘印度
犯罪分子制造恐怖袭图，乌鲁木
制霸中国：印度阅P8侦察机强
同一张彩果 &nb
60载春秋和你同用舟
缅甸华人和益中国应予以关注并
但愿这不是诗人的境界……
中国十二万大学生进军营&nb
国庆60周年庆祝活动标志的使

国防社区
中国的航空母舰和舰载机假想图
梁光烈：中国不愿永远没有航母
打造本论坛最长日记贴
军网网友看游记
傅占河：生命与使命的金色交响
大学生女兵孔叶萍的军旅人生
302医院科学发展解难题
政协委员谈金融危机与自主创新

精彩专题
江海杯"军人与改革开放"征文
歌唱改革开放30周年音乐会
中印陆军反恐联合训练
改革开放30年"衣食住行"
空军某试验训练基地
我军官兵人CS对抗系统
新型制式靶具亮相
胡锦涛出席金融峰会

军网视频
青言图播：蓝色围土 魅力西沙
军报记者吕国英镜头里的意大利
专题：改革开放以来的中国体育
军报记者唐水福镜头里的意大利
试招八一影像论坛各版块感主
贴图：《南京！南京！》剧照大全
《闻兵歌》献歌国庆60周年阅兵
军旅影视之家——八一影论坛

游戏频道
中国网页类型网游企业比拼九城排名下滑
由九城联员风波看中网游企业之兴衰
九成网游触及虚拟货币禁令红线
传盛大春元纵横中文网动娱平台团队
传魔兽审批或逾阻29日为最后时限
《关于加强网游虚拟货币通知》解读

< 170 >

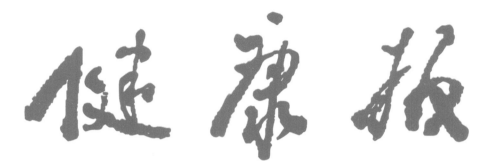

HEALTH NEWS

2009年4月14日　星期二　　新闻热线: 13683080259

农历己丑年　三月十九　　第8350期　　今日8版

国内统一刊号/CN11-0010　邮发代号/1-20　　http://www.jkb.com.cn

国家973平衡针灸创新技术落户美国旧金山

2009年3月12日,2009中医发展五洲论坛暨美中第三届国际"中医药学术大会"在美国加洲旧金山市举行,来自中国、美国、澳大利亚、加拿大、新加坡等十几个国家的200余名代表参加了大会。应大会组委会加州执照针灸医师公会的特别邀请,全军平衡针灸学创始人、国家973平衡针灸课题负责人、北京军区总医院主任医师、北京中医药大学教授王文远出席了大会,举行了国家973平衡针灸创新理论和平衡针灸治疗颈肩腰腿痛特色技术专题讲座,并进行了现场演示。

中医发展五洲论坛和美中国际中医药学术会议是以中美学术交流为主的国际中医权威学术大会。作为全军针灸医学领域唯一进入国家973计划的课题、卫生部和国家中医药管理局农村与社区适宜技术推广项目,王文远教授创建的平衡针灸学,在国内外享有很高的声誉。在本次研讨会上,应美国广大执业针灸师的要求,王文远教授现场为患颈椎病、肩周炎、腰椎间盘突出、坐骨神经痛、胃痛、高血压、高血脂、糖尿病等30余位患者,进行了平衡针灸演示。为使代表们更好地了解此项技术,王文远教授专门为20多个针灸医师平衡针灸演示,让他们亲自感受平衡针灸进针、出针的特殊针感。此外,王文远教授还为20多名患有颈肩腰腿痛的代表现场演示了"一病一穴,三秒钟见效"的针艺,赢得了代表们的阵阵掌声。代表们一致认为:平衡针灸在不断否定中创新,在实践中发展,王文远教授提出的平衡针灸的靶点、靶位理论,是对针灸医学的重大创新,对指导临床起到了深远影响。

在美国进行学术交流期间,王文远教授还先后举办了四次平衡针灸临床专题讲座,培训针灸师60余人次,给当地留下了一支固定的平衡针灸师队伍。美国加州众议员马世云在北加州中医药各界联合庆贺第80届"国医节"的宴会上,亲切地握住王文远教授的手,对王文远教授成功创立平衡针灸技术表示热烈祝贺,并对他专程来加州传播平衡针灸技术表示衷心感谢。　　　　(郑欣杰)

< 171 >

参 考 文 献

1. 柏树令 . 系统解剖学 . 北京：人民卫生出版社，2005
2. 顾德明，缪进昌 . 运动解剖学图谱 . 北京 . 人民体育出版社，2006

< 172 >